Tadao Yamaguchi

Jikiden REIKI

Traditionelles japanisches Reiki

*Aus dem Englischen übertragen
von Silke Kleemann*

WINDPFERD

Wichtiger Hinweis

Die in diesem Buch vorgestellten Informationen sind sorgfältig recherchiert und wurden nach bestem Wissen und Gewissen weitergegeben. Dennoch übernehmen Autor und Verlag keinerlei Haftung für Schäden irgendeiner Art, die direkt aus der Anwendung oder Verwendung der Angaben in diesem Buch entstehen. Die Informationen in diesem Buch sind für Interessierte zur Weiterbildung gedacht.

Die in diesem Buch aufgeführten Heilmethoden und Übungen ersetzen den Gang zum Arzt oder Heilpraktiker nicht. Sie sollen als Zusatzbehandlung den Heilprozess unterstützen.

1. Auflage 2006

www.windpferd.de

Aus dem Englischen übertragen von Silke Kleemann
Übersetzerin und Verlag danken Frank Arjava Petter für fachliche Beratung und großzügige Unterstützung
Umschlaggestaltung: Peter Krafft Designagentur, Bad Krozingen
Layout: Marx Grafik & ArtWork
Photos im Innenteil: © Tadao Yamaguchi S. 26, 28, 29, 32, 35, 38, 41, 43, 45, 58, 66, 68, 143, 146, 152; Ikuko Hirota S. 60, 99, 101, 107; I.H.M. Inc. S. 104
Gesetzt aus der Adobe Garamond
Gesamtherstellung: Schneelöwe Verlagsberatung & Verlag, Aitrang
Druck: Lindauer Druckerei Eschbaumer GmbH & Co, Lindau
Gedruckt auf säurefreiem, chlorfrei gebleichtem Papier

Printed in Germany · ISBN 3-89385-502-5

Inhalt

Vorwort

Es ist eine große Freude und Ehre für mich, Ihnen das nächste Werk von Tadao Yamaguchi vorstellen zu dürfen.

Ich selbst befand mich 1996 in einer ähnlichen Situation wie Tadao. Damals gab es noch wenig Informationen über den japanischen Reiki-Ursprung und ich wurde durch eine Reihe von „Zufällen" von meinem Freund Walter Lübeck „entdeckt". Er übergab mir damals das Staffelholz, und ich gebe es heute mit Freude an Tadao Yamaguchi weiter. Ich kenne niemanden, der besser als er dafür geeignet wäre, die Wurzeln des Reiki zu beschreiben.

Jikiden Reiki – so wie es von Hayashi Sensei gelehrt wurde – besticht durch seine erfrischend einfache Klarheit. Die Lehre ist von westlichem Gedankengut unberührt und beschränkt sich auf das Wesentliche.

Als Tadao und seine Mutter Chiyoko Ende der neunziger Jahre am japanischen Reiki-Himmel auftauchten, waren sie sich gar nicht bewusst, was sie dort sozusagen „in der Hand" hatten. Tadao ist mit Reiki aufgewachsen und hat schon im Mutterleib Reiki von seiner Mutter bekommen. Inzwischen sind über 50 Jahre vergangen, und mir ist niemand bekannt, der auf den gleichen Reichtum an Erfahrung mit Reiki zurückgreifen kann und – was ganz wichtig ist: auch in der Lage und bereit dafür ist, sein Wissen mit anderen zu teilen.

In einem Gespräch erzählte Tadao mir einmal, dass er die Energie seiner Mutter mit der Energie des Feuers vergleicht. Sie steigt in die Höhe, konzentriert sich ganz auf die praktische Arbeit und verbrennt somit das Unwesentliche. Seine eigene Energie vergleicht Tadao mit der des Wassers. Sie fließt überall hin und verteilt sich unter den Dürstenden. Wenn diese beiden Energien sich treffen und verbinden, wird ein Energiefeld geschaffen, das alle Ebenen abdeckt. Und so erobern sie Ihr Herz …

Frank Arjava Petter

Einleitung:
Reiki trifft 靈氣

Reiki – die großartige Kunst des Heilens mit den Händen – hat seinen Ursprung in Japan und wird heute von Millionen Menschen auf der ganzen Welt praktiziert. Ein Mann namens Mikao Usui Sensei[1] rief es ins Leben. In den Ländern der westlichen Welt verbreitete sich Reiki durch den Einsatz von Chujiro Hayashi Sensei und seiner Schülerin, Hawayo Takata. In seinem Heimatland schien es jedoch einst verschwunden zu sein. Heute ist das Reiki, das in Japan praktiziert wird, meist aus westlichen Ländern wiedereingeführt worden, deshalb nennen manche es „Westliches" Reiki.

Führende westliche Reiki-Meister haben versucht, die Wurzeln des Reiki in Japan aufzudecken, doch sie haben nur wenige Informationen gefunden. Sie scheiterten daran, dass sie niemanden finden konnten, der direkt von Usui Sensei oder Hayashi Sensei eingeweiht worden war. Daraus folgerten sie, es sei wohl unmöglich, in Japan die ursprünglichen Reiki-Stile zu erlernen.

Doch es gibt immer noch einige Menschen, die die traditionelle Reiki-Lehre bewahrt haben. Meine Mutter gehörte dazu. Dank des Reiki meiner Mutter wuchs ich gesund auf – sie setzte es immer ein, wenn ich mich verletzt hatte oder krank war, vor allem in meiner Kindheit. Alle meine Verwandten praktizieren Reiki. Einige von ihnen, darunter meine Mutter, sind als Shihan (Lehrer) berechtigt, andere in Reiki einzuweihen. Als ich jünger war, dachte ich, Reiki sei so etwas wie eine geheime traditionelle Kunst, die in meiner Familie gehütet wurde. Ich hatte keine Ahnung, dass Reiki einen solchen Siegeszug in der Welt angetreten hatte und andere Menschen nach den Informationen suchten, über die wir verfügten.

Bevor ich begann, Reiki zu unterrichten, führte ich das Schreibwarengeschäft meiner Familie. Daneben engagierte ich mich in verschiedenen Umweltschutzorganisationen, ich war immer motiviert, in diesem Bereich eine NGO zu gründen. Ich habe an vielen Treffen zu Umweltfragen teilgenommen. Auf diesen Treffen bekam ich Gelegenheit, Menschen aus vielen verschiedenen Fachgebieten kennen zu lernen. Einmal kam es zu einem ersten Kontakt mit anderen Reiki-Praktizierenden.

Mit den anderen Teilnehmern tauschte ich gewöhnlich Visitenkarten aus, und auf manchen dieser Karten las ich „Reiki-Lehrer". Ich war verwundert. Warum wurde „Reiki" in Katakana (japanische Silbenschrift für Fremdwörter) geschrieben, als wäre es etwas Fremdes? Eines Tages beschloss ich, eine der Personen, auf deren Karte „Reiki-Lehrer" stand, danach zu fragen. Ich fragte, warum Reiki nicht in den ursprünglichen Kanji (japanische Schriftzeichen, die aus dem Chinesischen übernommen sind[2]) geschrieben sei. Die Antwort lautete: „Es gibt keine traditionellen Reiki-Praktizierenden mehr in Japan. Wenn du Reiki lernen möchtest, kannst du nur das Reiki lernen, was aus dem Westen wieder eingeführt worden ist."

Ich erzählte ihm, dass meine Mutter vor über 60 Jahren (1938) direkt von Hayashi Sensei Reiki gelernt hatte. Das schien eine große Überraschung für diesen Reiki-Lehrer zu sein. Er reiste sofort zurück nach Tokyo und erzählte seinem eigenen Lehrer, der in der japanischen Reiki-Szene sehr bekannt ist, die Neuigkeiten. Sein Lehrer war so überrascht, dass er sofort nach Kyoto kam, um meine Mutter zu treffen. Den Inhalt ihres Gesprächs gab er später in seinem Buch wieder. Diese Veröffentlichung hatte eine enorme Wirkung: Viele renommierte Reiki-Lehrer kamen meine Mutter besuchen und wollten uns überzeugen, heutigen Schülern Reiki in der ursprünglichen Art beizubringen, wie Hayashi Sensei es gelehrt hatte. Das war der erste Fingerzeig für uns, das Jikiden Reiki Kenkyukai (Institut) zu gründen und mit Seminaren anzufangen (1999).

Die stärkste Motivation für die Aufnahme von Jikiden Reiki-Seminaren war natürlich, dass ich die Lehre, wie meine Mutter sie von Hayashi Sensei empfangen hatte, so exakt wie möglich weitergeben wollte. Außerdem verspürte ich den starken Wunsch, der Menschheit durch das Beispiel meiner Mutter begreiflich zu machen, dass Reiki als eine großartige Alternative zur heutigen Schulmedizin sehr effektiv ist. Meine Mutter heilte ihr ganzes Leben lang viele Menschen von verschiedenen Krankheiten.

Usui Sensei, der Gründer, entwickelte Reiki ursprünglich zur Heilung physischer Krankheiten. Viele heutige Reiki-Schulen lehren Reiki mit ausschließlicher Konzentration auf die eigene spirituelle Entwicklung und nehmen die Heilung des Körpers nicht besonders ernst. Dennoch glaube ich, es sollte der Hauptzweck von Reiki sein, Krankheiten zu überwinden. Wenn Ihr erstes Interesse am Erlernen oder Empfangen von Reiki nur Ihre eigene Heilung ist, dann ist das völlig in Ordnung. Krankheiten führen uns oft dazu, uns dessen bewusst zu werden, was im Unbewussten liegt. Die Erfahrung, krank zu werden und diese Krankheit zu heilen, ist sehr bedeutungsvoll, denn häufig gibt uns das die Chance, an dieser Heilerfahrung zu wachsen. Unser direkter Lehrer Hayashi Sensei lehrte Reiki ebenfalls, um physische Beschwerden zu heilen. Deshalb gebe ich Seminare, deren Schwerpunkt auf der Heilung körperlicher Erkrankungen liegt.

Ich höre auch, dass das heute verbreitete Reiki als ein Weg zur „Entspannung“ oder „Tröstung“ angesehen wird. Natürlich macht dies einen Teil der Wirksamkeit von Reiki aus, aber ich möchte gerne die unermesslichen Möglichkeiten von Reiki im praktischen Einsatz hervorheben. In der Vergangenheit förderten Usui Sensei und Hayashi Sensei Reiki in der Hoffnung, es für medizinische Behandlungen einzusetzen. Voller Respekt für ihr Ziel und ihr Wirken, werde ich Reiki weiter als hervorragende Methode zur Verbesserung der Gesundheit propagieren. Ich möchte Reiki gerne vielen Profis aus dem Medizinbereich vorstellen und diejenigen, die schon Westliches Reiki gelernt haben, mit dem ursprünglichen Reiki bekannt machen, damit sie seinen praktischen Nutzen kennen lernen.

Als uns vor Jahren ein westlicher Reiki-Lehrer nach dem anderen besuchen kam, erstaunte es uns sehr zu hören, dass einige von ihnen Reiki-Lehrer geworden waren, ohne Erfahrungen mit der Behandlung anderer gesammelt zu haben. Ich fragte mich, was Reiki wohl sei, ohne Behandlungen. Wann immer wir einen Reiki-Lehrer zu Besuch hatten, fragte meine Mutter ihn, was für Krankheiten er in der Vergangenheit behandelt hatte. Sie wollte nicht unhöflich oder kritisch sein, sie war nur neugierig, weil sie angenommen hatte, jeder Reiki-Lehrer müsse eine weite Behandlungserfahrung haben. Sie wollte sich mit ihnen austauschen. Doch wenn sie diese Frage stellte, machten die Befragten oft nur große Augen und antworteten bedenkenlos, sie hätten noch nie behandelt. Ich sage nicht, dass alle Reiki-Lehrer so sind. Ich vermute nur, manche Reiki-Schulen vergeben den Lehrer-Titel zu leichtfertig. Wir waren damals ziemlich enttäuscht über diese Situation.

Dann jedoch kam uns eines Tages eine Gruppe von Reiki-Meistern aus Europa besuchen, und sie unterhielten sich sehr bereitwillig und freudig mit meiner Mutter über ihre großartigen Behandlungserfahrungen. Sie hatten so schwere Krankheiten wie Krebs und AIDS erfolgreich behandelt. Ich erinnere mich, dass sie darüber klagten, die Patienten kämen erst zu ihnen, wenn die Erkrankung schon sehr weit fortgeschritten sei, deshalb erfordere die Behandlung eine lange Zeit. Sie wünschten sich, ihre Patienten würden sich viel früher entschließen, zu ihnen zu kommen. Ich verstand sehr gut, was sie meinten, denn wir hatten mit Ähnlichem zu kämpfen gehabt. Viele Leute kamen zu uns, um Reiki zu bekommen, nachdem ihre Ärzte sie aufgegeben hatten. Es war so etwas wie „der letzte Strohhalm" für sie. Reiki kann sogar in derart ernsten Situationen helfen, aber die Behandlungen erfordern viel Zeit und Geduld. Jedenfalls war die Begegnung mit diesen Reiki-Meistern aus Europa eine freudige Überraschung für uns und ließ uns verstehen, warum Reiki sich im Westen so stark verbreitet hat. Ich höre auch von Reiki-Praktizierenden im Westen, die Reiki ganz praktisch im Krankenhaus einsetzen und großartige Ergebnisse damit erzielen. Das weckt in mir den Glauben, dass eine strahlende Zukunft vor uns liegt. Ich habe großen Respekt für die Arbeit dieser westlichen Reiki-Lehrer.

Im heutigen Japan ist die moderne Schulmedizin so dominant, dass wir bei der Umstellung auf alternative Heilmethoden (die einst „Mainstream" bei uns waren) hinterherhinken. Doch ich bin sicher, auch hier wird es einen positiven Wandel geben. Ich denke, wir Japaner können viel von dem lernen, was die Menschen auf der anderen Seite des Erdballs machen, um diese Veränderungen zu fördern.

Dieses Buch habe ich im Jahr 2003 in Japan veröffentlicht, in der Hoffnung, zu einem solchen Meinungswandel beizutragen. Jetzt freue ich mich sehr, dass es in andere Sprachen übersetzt wird. Als ich es für japanische Leser schrieb, ging ich zunächst nicht davon aus, dass es außerhalb Japans veröffentlicht werden würde. Um den Interessen der nicht-japanischen Leser entgegenzukommen, habe ich einige Teile neu zusammengestellt und neue Inhalte hinzugefügt. Ich hoffe, dieses Buch wird Sie leiten, Ihr Verständnis für Reiki zu vertiefen.

Februar 2006
Tadao Yamaguchi
Jikiden Reiki Kenkyukai

Kapitel 1:

Einige Worte zu Jikiden Reiki

Reiki-Linien – Von Japan in den Westen

Reiki ist dank des Einsatzes von Hawayo Takata (1900 – 1980) weltbekannt geworden. Sie hat Reiki in den Westen gebracht und allmählich hat es sich auf der ganzen Welt verbreitet.

Frau Takata war eine Japanerin zweiter Generation, die auf Hawaii geboren wurde und somit amerikanische Staatsbürgerin war. 1935, kurz vor Ausbruch des Zweiten Weltkriegs, reiste sie in ihr Heimatland, nach Japan, um sich dort medizinisch behandeln zu lassen. Ihre Erkrankung hatte bereits ihr Herz, ihren Magen, die Lungen und die Gallenblase in Mitleidenschaft gezogen. Ihr Mann war bereits verstorben, und sie hatte das Gefühl, auch ihre Zeit laufe ab. Deshalb wollte sie sich vorbereiten und ließ ihre kleinen Töchter in der Obhut ihrer Eltern, für den Fall, dass es zum Schlimmsten kommen sollte.

Während ihres Aufenthalts in Japan verschlechterte sich ihr Zustand immer mehr, so dass ihr nichts anderes übrig blieb, als sich einer gefährlichen Operation zu unterziehen. Aber in dem Moment, als sie sich auf den Operationstisch legte, vernahm sie eine innere Stimme: „Diese Operation ist nicht nötig." Die Stimme wiederholte diesen Satz drei Mal und hatte eine solche Wirkung auf sie, dass sie beschloss, die Operation nicht durchführen zu lassen. Die Krankenschwester war sehr verblüfft, als sie ihr diesen Entschluss mitteilte, versuchte aber verständnisvoll zu sein. Und als sie den Arzt fragte, ob es noch einen anderen Weg gäbe, wie sie ihr Leben retten könnte, gab er ihr eine ehrliche Antwort. Er sagte freundlich, den gäbe es schon, doch es würde sehr lange dauern, bis sie sich wieder ganz erholen würde. Er stellte sie Hayashi Sensei vor, und Reiki rettete ihr das Leben.

Ob es durch Vorsehung oder durch ein Wunder geschah – sie wurde zu Reiki und Hayashi Sensei geführt. Nach acht Monaten der Behandlung war sie wieder gesund. Hayashi Sensei hatte ein Reiki-Zentrum in Shinano-Cho, damals mitten in Tokyo. Dieses Zentrum war ziemlich groß – es hatte acht Reiki-Tische und 16 Behandler. Hier wurde Frau Takata Patientin.

Nachdem ihre eigene Heilung ihr gezeigt hatte, wie wirksam Reiki ist, war es nahe liegend, dass Frau Takata sich dafür interessierte, selbst Reiki zu lernen. Ein Jahr lang lernte sie von Hayashi Sensei und kehrte dann nach Hawaii zurück. Einige Jahre später, 1938, lud sie Hayashi Sensei dorthin ein und konnte alle Reiki-Grade abschließen.

Zunächst unterrichtete Frau Takata Reiki nicht, sie konzentrierte sich ganz auf die Heilarbeit. Erst fast 40 Jahre später, Mitte der siebziger Jahre, begann sie zu lehren. Es muss wirklich sehr schwer für eine Japanerin gewesen sein, mit etwas so Japanischem wie Reiki in Hawaii anzufangen, und das gleich nach dem Zweiten Weltkrieg. Deshalb ist es nicht verwunderlich, dass Frau Takata so lange warten musste.

Sie unterrichtete nur wenige Jahre. Bis zu ihrem Tod 1980 konnte sie gerade einmal 22 Lehrer ausbilden. Die Zahl war zwar nicht sonderlich groß, doch diese Lehrer trugen weiter dazu bei, Reiki in der ganzen Welt zu verbreiteten. Dank ihnen wird Reiki von Millionen Menschen praktiziert. Heute sind mehrere prominente Reiki-Organisationen aktiv – die „Reiki Alliance“ wird von Frau Takatas Enkelin Phyllis Furumoto geleitet, und Dr. Barbara Ray fördert und unterrichtet „The Radiance Technique®“. Neben anderen waren diese Organisationen so erfolgreich bei der Verbreitung und Bekanntmachung von Reiki, dass es wieder in sein Heimatland eingeführt wurde, nach Japan.

Reiki kommt zurück nach Japan

Ab 1984 hat sich Reiki langsam in Japan verbreitet. Damals begann „The Radiance Technique®" Seminare abzuhalten. Eine Lehrerausbildung konnte man jedoch erst ab 1993 machen, als Frank Arjava Petter an seinem Wohnort in Sapporo, Hokkaido, in Nordjapan Reiki-Lehrer auszubilden begann. Von da an haben sich sehr viele Schüler zu Reiki-Lehrern ausbilden lassen und Reiki ist in Japan allmählich populär geworden. Schätzungsweise haben mehr als 20.000 Schüler Seminare im ganzen Land besucht.

Seit Reiki in Japan wieder anerkannt wird, haben sich viele Leute auf Spurensuche in seiner Geschichte begeben. Dabei ist die Existenz der Usui Reiki Ryoho Gakkai – der Organisation, die Usui Sensei selbst gegründet hat – ans Licht gekommen. Diese Organisation ist jedoch dem allgemeinen Publikum verschlossen, und so ist die ursprüngliche Form von Reiki durch sie nicht weitergegeben worden.

In dem Maße, wie neue Daten gesammelt wurden, wurden einige der falschen Informationen über Usui Sensei und Reiki korrigiert. Doch auch nach längerer Zeit fehlten immer noch einige der Kerninformationen – und die westlichen Reiki-Lehrer kamen zu dem Schluss, es gäbe keine Möglichkeit, das ursprüngliche Reiki aus der direkten Linie von Usui Sensei zu lernen. Viele stellten sich die Frage: Ist es wirklich unmöglich, die ursprüngliche Form von Reiki zu lernen, so wie Usui Sensei und Hayashi Sensei es unterrichteten?

Während Reiki in Japan wiedereingeführt wurde, versuchte man am anderen Ende der Welt, den ursprünglichen Reiki-Stil zu reproduzieren, durch die Veröffentlichung der „Reiki Ryoho no Shiori" der Usui Reiki Ryoho Gakkai.[3] Trotz der besten Bemühungen konnte dieser Vorsatz nicht ganz erfüllt werden, da einige grundlegende Elemente fehlten, z. B. die Symbole und die Einstimmungs-Technik, denn sie wurden nicht durch schriftliche Materialien weitergegeben.

Zu jener Zeit benutzten meine Mutter und ich Reiki tagtäglich, ohne auch nur im Geringsten zu ahnen, dass Reiki so populär wurde und man nach Informationen suchte, die wir hatten …

Warum ich anfing, Jikiden Reiki zu unterrichten

Dann wurde meine Mutter, Chiyoko Yamaguchi, im Jahr 1999 im Buch eines in Japan sehr bekannten Reiki-Lehrers erwähnt. Das hatte eine große Wirkung auf die Reiki-Gemeinschaft, viel stärker, als meine Mutter oder ich erwartet hatten. Die Leute waren fasziniert, eine Frau zu entdecken, die direkt von Hayashi Sensei gelernt hatte. Noch verblüffter waren sie, dass sie es im Alter von 17 Jahren gelernt hatte und über 65 Jahre lang in ihrem Alltag Reiki praktiziert hatte!

Nach dieser Veröffentlichung kamen viele Reiki-Interessierte zu meiner Mutter, darunter bekannte Reiki-Lehrer aus Japan und dem Ausland. Sie rieten uns, Seminare anzubieten, die jene von Hayashi Sensei aus den 1930er Jahren nachstellten.

Zuerst hielten wir nichts von dieser Idee. Doch dann hörte ich einmal am Rande mit, wie ein Kollege aus einer Umweltschutzgruppe über Reiki sprach. Er behauptete, Reiki sei „keine große Sache" und erzählte dann weiter, er habe ein eintägiges Seminar besucht, habe aber nicht das Gefühl, irgendetwas Nützliches gelernt zu haben. Er erklärte mir den Inhalt des Seminars, und ich war wirklich überrascht zu hören, wie weit man sich vom großen Geist des Reiki entfernt hatte. Das ließ mich erkennen, wie wichtig es ist, Hayashi Senseis Originallehre weiterzugeben. Für mich war das ein Wendepunkt. Daraufhin beschlossen meine Mutter und ich, das Jikiden Reiki Kenkyukai (Institut) zu gründen und Seminare anzubieten.

Ich möchte gerne all den Reiki-Lehrern meinen Dank aussprechen, die mir wichtige Ratschläge gegeben und mich angespornt haben, mit dem anzufangen, was ich jetzt mache.

Jikiden Reiki und Westliches Reiki

Ich werde oft gefragt, „Was ist der Unterschied zwischen Jikiden Reiki und Westlichem Reiki?"

Sowohl Jikiden Reiki als auch Westliches Reiki haben ihre Wurzeln im Reiki von Usui Sensei. Dennoch sind sie nicht ganz identisch, denn das Westliche Reiki hat einige Elemente weggelassen und verschiedene neue Ideen und Praktiken hinzugefügt.

Ich will damit nicht sagen, dass das Westliche Reiki fehlerhaft oder falsch ist. Und ich verstehe auch, warum einige Elemente nicht überlebt haben. Wenn man streng an der ursprünglichen Form des Reiki festgehalten hätte, hätte es möglicherweise in anderen Kulturen nicht greifen können und nur wenige Menschen wären mit Reiki gesegnet worden. Es ist nur natürlich, dass sich Reiki in verschiedenen Kulturen auf verschiedenen Wegen verbreitet, damit Menschen mit unterschiedlichem kulturellen Hintergrund es annehmen können. Meinem Gefühl nach sollten wir uns nicht auf die Unterschiede konzentrieren. Stattdessen sollten wir uns auf die Universalität von Reiki und auf seine unglaubliche Heilkraft ausrichten.

Wie ich bereits in der Einleitung erwähnt habe, kenne ich in Europa einen Reiki-Lehrer, der in einem Krankenhaus erfolgreich Krebspatienten helfen konnte. Sein Bestes zu geben, um Menschen zu helfen – das ist für mich der große ursprüngliche Geist des Reiki, den Usui Sensei und Hayashi Sensei weitergegeben haben. Meiner Ansicht nach sind die Unterschiede in den Reiki-Techniken nicht so essenziell wie die Einstellung, und gerade deshalb halte ich es für sehr wichtig, Hayashi Senseis Originallehre weiterzugeben, nicht nur, was die Techniken angeht, sondern die grundlegende Haltung und die Ausrichtung, die er pflegte.

Sie haben sich vielleicht schon gefragt, was *Jikiden* heißt. Jikiden ist ein allgemein geläufiger japanischer Begriff (er wird in den traditionellen japanischen Künsten oft verwendet) und bedeutet „direkt übertragen" oder „weitergegeben vom eigenen Lehrer". Für uns ist der Lehrer Hayashi Sensei. Ich habe mein Institut und meine Seminare

Jikiden Reiki genannt, weil ich versuche, den Unterricht nachzustellen, den meine Mutter direkt von Hayashi Sensei erhalten hat, und zwar so genau wie möglich. Natürlich ist es unmöglich, es ganz genauso zu machen wie in Hayashi Senseis Seminaren. Ich habe jedoch mein Bestes gegeben, um diese Mission zu erfüllen, und habe den Inhalt der Seminare nicht nur mit meiner Mutter besprochen, sondern auch mit meinen anderen Verwandten, die Hayashi Senseis Seminare wiederholt besuchten. Im Übrigen bin ich der Überzeugung, dass der größte Vorzug von Jikiden Reiki die Hingabe meiner Mutter an Reiki ist, 65 Jahre lang. Um der Erfahrung meiner Mutter die Ehre zu erweisen, bin ich entschlossen, weiter an mir und meinen Fähigkeiten zu arbeiten und in aller Bescheidenheit mein Bestes zu tun. Ich werde es Ihrem Urteil überlassen.

Kapitel 2:

Reiki und meine Familie

Das Leben meiner Mutter, Chiyoko Yamaguchi

Als Erstes möchte ich Ihnen meine Mutter vorstellen, Chiyoko Yamaguchi.

Sie wurde am 18. Dezember 1921 in Kyoto geboren, als zweite Tochter von insgesamt sieben Kindern. Ihr Mädchenname war Iwamoto.

Bis zur zweiten Klasse der Grundschule lebte sie in Kyoto. Dann zog sie zur Familie ihres Onkels nach Tezukayama, einem Vorort von Osaka. Dieser Onkel, Wasaburo Sugano, war der Mann, der Reiki in meine Familie brachte. Ich werde später noch mehr zu ihm sagen.

Sie wuchs in der Familie ihres Onkels auf, weil Wasaburo Sugano keine eigenen Kinder hatte, während Chiyokos Eltern sieben hatten. Die Suganos wollten sie als ihre eigene Tochter adoptieren, doch das wurde nicht durchgeführt. Später zogen Chiyoko und einer ihrer Brüder in die Präfektur Ishikawa um, den Ursprungsort der Familie, wo sie bei anderen Verwandten lebte, den Ushios. Damals war sie etwa zehn Jahre alt.

Nachdem sie dort hingezogen war, hörte sie die Menschen in ihrem Umfeld ständig über Reiki reden. Wenn es einem der Familienmitglieder nicht gut ging, sagten die anderen, sie würden ihm Reiki geben. Reiki gehörte für sie zum Alltag. Da die Ushios eine wohlhabende Familie waren, mussten sie nicht außer Haus arbeiten. Sie hatten auch immer viele Bedienstete, die bei ihnen im Haus Arbeiten erledigten.

Gemeinsamer Stammbaum der Familien Yamaguchi, Ushio, Sugano, Iwamoto

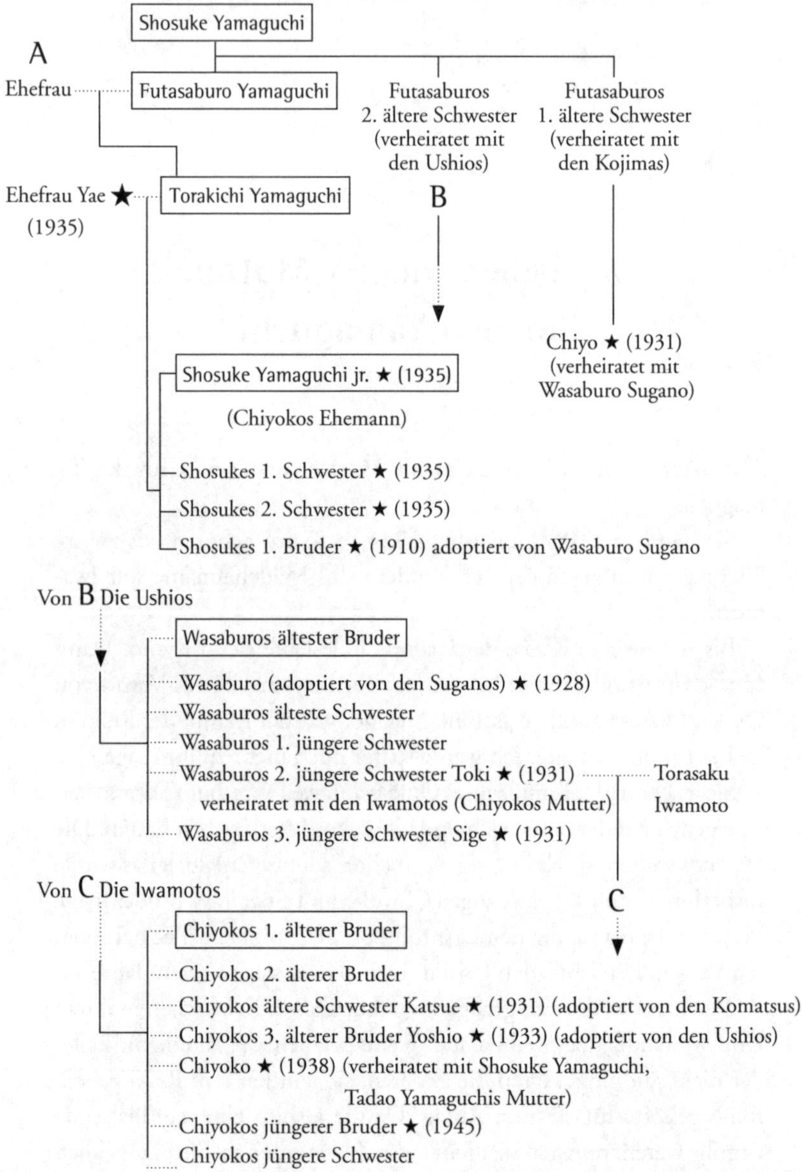

★ Familienangehörige, die Reiki praktizieren konnten. In Klammern: Jahr der Reiki-Einweihung.

Sie besaßen etwas Ackerland, das sie aber einem Verwalter anvertraut hatten. Stattdessen halfen sie anderen Menschen mit Reiki. Die Suganos, die in Osaka lebten, verbrachten im Sommer oft einen Monat bei ihnen. Chiyoko hatte eine glückliche Kindheit, vor einem so wohlhabenden Familienhintergrund. Sie hatte das Glück, in jungen Jahren nie Geldsorgen zu kennen. Und auch als sie 1942 heiratete, unterstützten die Suganos, ihre frühere Pflegefamilie, sie großzügig und trafen viele Vorbereitungen für ihr neues Leben.

Der erste Kontakt mit Reiki – Wasaburo Sugano

Herr Wasaburo Sugano, der Onkel meiner Mutter, der sie wie seine eigene Tochter behandelte, war die Schlüsselfigur für die Einführung von Reiki in meine Familie. Er kam aus Daishoji, Ishikawa im Norden Japans und zog nach Osaka, um dort seine Karriere voranzutreiben. Er war sehr arbeitsam und in der Papierfabrik Okura Yoshiten angestellt, wo er es bis zum Posten eines Geschäftsführers brachte. Herr Suganos Interesse für Reiki wurde durch den traurigen Tod seiner beiden Kinder ausgelöst. Sein erstes Kind starb kurz nach der Geburt, und das zweite im Alter von 15 Jahren an Tuberkulose. In jener Zeit galt diese Krankheit als unheilbar.

Der Erfolg mit all seinem Status und der finanziellen Kraft konnte seine Kinder nicht retten. Die Schulmedizin hatte keine Lösung, und er fühlte sich völlig hilflos. Als er um das Jahr 1928 herum zufällig von Reiki Ryoho (Reiki-Heilmethode) hörte, bewirkten diese bitteren Erfahrungen sein anfängliches Interesse und führten ihn zu seinem ersten Reiki-Seminar mit Chujiro Hayashi Sensei in Sakai, Osaka.

Zu der Zeit, als er sein erstes Seminar besuchte, veranstalteten Hayashi Sensei und seine Organisation „Hayashi Reiki Kenkyu-kai" (Hayashi Reiki Übungsgruppe) jeden Monat Seminare in Osaka. Herr Sugano arbeitete sich vom 6. kyu (Grad) zum 5. kyu vor. Dann machte er weiter Fortschritte und schloss die Shoden- und Okuden-Kurse ab.[4] Kyu bezeichnete eine Reihe von Graden, die Shoden und Okuden vorangingen. Die Kyu-Grade wurden verliehen, nachdem man an einer Sitzung teilgenommen hatte, um Reiki zu erleben. Auf dieser Stufe

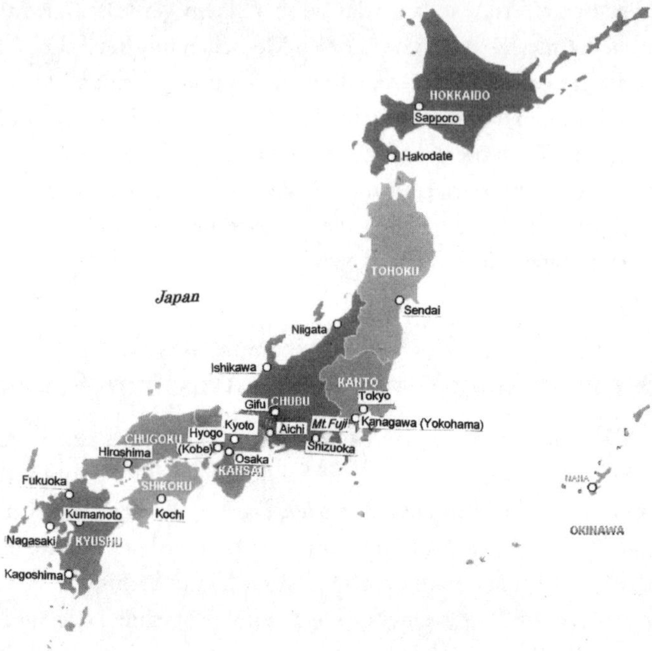

war es den Schülern nicht erlaubt, anderen Reiki zu geben. Ich habe gehört, es soll vier Stufen von kyu gegeben haben, von Stufe Sechs bis zur höchsten, der dritten. Wenn man diese Stufen abgeschlossen hatte, durfte man an den Hauptkursen teilnehmen – Shoden und Okuden. Im Kapitel 6 werde ich noch näher auf die Entsprechungen zwischen den verschiedenen Graden eingehen.

Herr Sugano war so beeindruckt von der Wirksamkeit von Reiki, dass er in seiner ausgedehnten Verwandtschaft und bei seinen Kollegen in Osaka aktiv dafür warb. Er lud viele seiner Familienmitglieder aus Daishoji, Ishikawa nach Osaka ein, um an Reiki-Seminaren teilzunehmen. Er wollte seiner betagten Mutter in Ishikawa Reiki-Behandlungen geben, hatte aber selbst zu viel mit seinem Geschäft zu tun und wohnte auch zu weit weg. Deshalb ließ er seine Nichte Katsue (die ältere Schwester meiner Mutter) ein Seminar in Osaka besuchen, damit sie seiner Mutter Reiki-Behandlungen geben konnte.

Katsue pendelte an fünf aufeinanderfolgenden Tagen vom Haus ihres Onkels in einem reichen Vorort von Osaka zum Seminar. Der

Unterricht dauerte jeden Tag nur drei Stunden, doch danach wurde unter Anleitung von Hayashi Sensei noch die Behandlungspraxis geübt. Katsue erinnerte sich gern daran, dass sie auf dem Seminar viele interessante Leute kennen lernte, darunter einige berühmte Kabuki-Schauspieler[5].

Genesung von der Tuberkulose

Wie ich bereits im vorherigen Abschnitt erzählt habe, entstand Herr Suganos ursprüngliches Interesse an Reiki aus der schmerzhaften Erfahrung, seine beiden Kinder früh verloren zu haben, eins davon durch Tuberkulose. Später erkrankte seine Frau Chiyo ebenfalls an Tuberkulose, doch zum Glück praktizierte Sugano zu dieser Zeit bereits Reiki. Er behandelte sie intensiv und sie hatte auch die Ehre, Behandlungen von Hayashi Sensei persönlich zu empfangen. Dank dieser Behandlungen genas sie vollständig, und das, obwohl Tuberkulose damals als unheilbar galt.

Nach dieser Erfahrung war es nur natürlich, dass auch Chiyo Sugano eine begeisterte Reiki-Anhängerin wurde. Reiki hatte ihr das Leben gerettet. Sie engagierte sich sogar noch mehr als ihr Mann.

Dies ist nicht die einzige Geschichte einer wundersamen Heilung von Tuberkulose. Herr und Frau Sugano halfen auch dem älteren Bruder meiner Mutter, sich durch Reiki komplett von der Tuberkulose zu erholen. Das war in der Zeit des Zweiten Weltkriegs und mein Onkel sollte zum Zwangsmilitärdienst eingezogen werden. Bei der Musterung wurde er nach der medizinischen Untersuchung aber wieder nach Hause nach Ishikawa geschickt – er hatte TB. Als Herr und Frau Sugano das hörten, luden sie ihn ins Haus von Suganos Schwester nach Osaka ein, nicht weit von ihrem eigenen Haus. Sie gaben ihm jeden Tag Reiki-Behandlungen, manchmal kam auch Hayashi Sensei dazu. Dank ihrer Anstrengungen wurde er wieder ganz gesund. Daraus resultierte, dass er doch noch in den Krieg ziehen musste, aber er kam unversehrt zurück und lebte gesund bis zu seinem 67. Lebensjahr.

In jener Zeit galt Tuberkulose als unheilbar. Es war nicht nur für den Erkrankten selbst ein harter Schlag, sondern für die ganze Familie. Sollten andere in der Gemeinschaft von der Krankheit erfahren, bekamen sie Angst vor der Berührung mit der Familie. Die Töchter wurden von den Listen der Heirats-Kandidatinnen gestrichen. Deshalb wurde eine TB-Erkrankung oft geheim gehalten. Selbst meine Mutter, die Schwester des Patienten, erfuhr erst viel später davon.

Nach diesem neuerlichen Behandlungserfolg waren Herr und Frau Sugano völlig von der Wirksamkeit von Reiki überzeugt. Seither brachte Frau Chiyo Sugano vielen Menschen aus Daishoji, Ishikawa, Reiki bei, einschließlich ihrer Verwandten, um zur Verbreitung von Reiki beizutragen. Mein Vater Shosuke Yamaguchi und seine Mutter Yaeko (meine Großmutter) erhielten Reiju (Einstimmungen) von ihr.

Nach Hayashi Senseis Tod im Jahr 1940 half Frau Sugano Hayashi Senseis Frau, Chie Hayashi, bei den Seminaren in Ishikawa. Frau Sugano war die Hauptorganisatorin der Gedenkfeier für Hayashi Sensei in Daishoji, Ishikawa. Dazu später mehr.

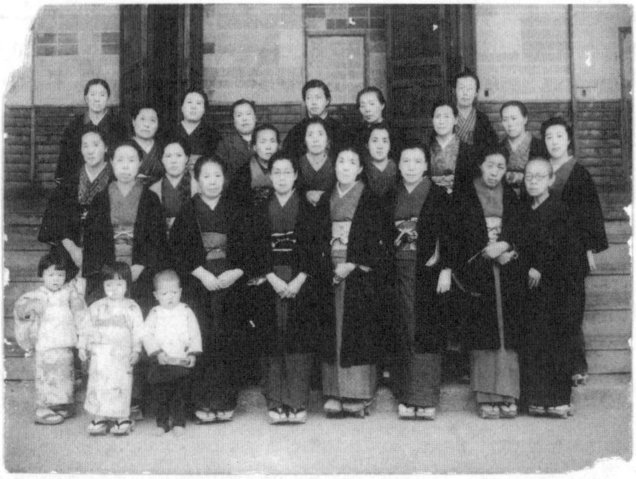

1945 bei der jährlichen Gedenkfeier für Hayashi Sensei.
Chie Hayashi Sensei ist die Dame mit der Brille vorne in der Mitte,
Chiyo Sugano (Chiyokos Tante) steht rechts neben ihr.

Die Einrichtung der Daishoji-Zweigstelle

In Daishoji, Präfektur Ishikawa, setzten diejenigen, die Reiki in Osaka gelernt hatten, ihr neues Wissen aktiv zur Heilung anderer ein. Die Empfänger zeigten Interesse, selbst Reiki zu lernen, aber es war damals sehr teuer und zeitaufwändig, bis nach Osaka zu reisen, um an den Kursen teilzunehmen. Wasaburo Sugano kam die Idee, Hayashi Sensei nach Ishikawa einzuladen. Er wusste, dass Hayashi Sensei innerhalb Japans gereist war, um Reiki zu unterrichten. Hayashi Sensei nahm seine Einladung freudig an, denn Herr Sugano genoss sein Vertrauen als eine der Personen, die viel zur Verbreitung von Reiki beigetragen hatten. Seine einzige Bedingung war, es müsse mehr als zehn Teilnehmer geben.

Im Jahr 1935 wurde das erste Seminar in Daishoji, Ishikawa veranstaltet. In der Folge wurde es regelmäßig wiederholt, zweimal pro Jahr im Frühjahr und im Herbst. Bei jedem seiner Besuche hießen die Einheimischen Hayashi Sensei mit großer Gastfreundschaft willkommen. Er wurde in einem eleganten Kurhotel in japanischem Stil in der Nähe der Stadt untergebracht. Täglich holte ihn ein Taxi ab und brachte ihn zum Veranstaltungsort und wieder zurück, das war damals nicht alltäglich. Am ersten Seminar 1935 nahm auch Chiyoko Yamaguchis ältere Schwester Katsue teil, sie schloss den Okuden-Kurs ab.

In jener Zeit dauerte es länger, bis man zu den höheren Graden aufsteigen konnte. Man musste auch mehr Engagement unter Beweis stellen. Katsue hatte zuvor Hayashi Senseis monatliches Reiki-Seminar in Osaka besucht (solche Seminare gab es auch in Tokyo). Schritt für Schritt hatte sie sich vom 6. kyu bis zum 3. kyu vorgearbeitet, der dann zum Shoden-Kurs führte. Zum Okuden-Kurs wurden die Schüler erst zugelassen, wenn sie viel praktische Erfahrung gesammelt hatten und den Byosen fühlen konnten („Problembereiche", mehr zum Konzept des Byosen in den Kapiteln 3 und 5). Trotzdem gab Hayashi Sensei in einem intensiven 5-Tage-Kurs sowohl Shoden als auch Okuden, wenn er außerhalb von Tokyo und Osaka unterrichtete. Das tat er auch in Ishikawa; die Kursdauer betrug dann jeden Tag einige Stunden mehr.

Hayashi Sensei reiste zur Verbreitung von Reiki durch Japan. Außer in Tokyo und Osaka unterrichtete er z. B. auch in Aomori, Mie und

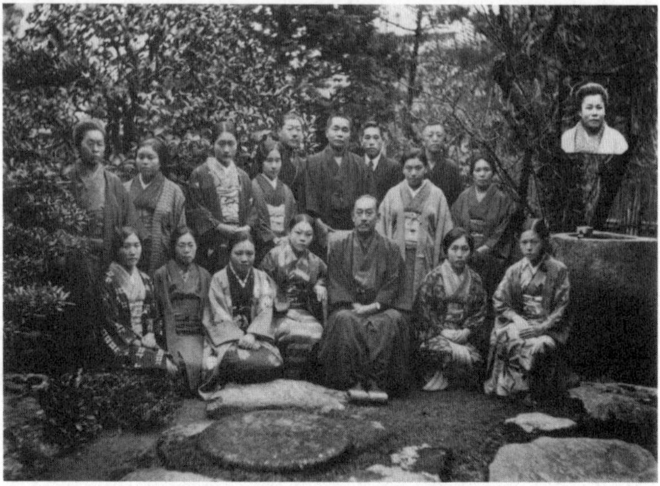

Das erste Seminar in Ishikawa. In der Mitte Hayashi Sensei.
Das junge Mädchen links ist Chiyokos ältere Schwester Katsue.

Wakayama. Seine ortsansässigen Schüler dort gründeten ebenfalls ihre eigenen Zweigstellen. Ich konnte bestätigen, dass es zu jener Zeit in Osaka und in Ishikawa solche Zweigstellen gab, und bin mir sicher, dass es an anderen Orten noch weitere gab, doch bisher konnte ich das nicht sicher herausfinden.

Nach Okuden war der nächste Grad Shihan-kaku (Assistenzlehrer). Mit diesem Grad durfte man Shoden unterrichten. Nach Shihan-kaku kam Shihan (Lehrer). Shihans waren Lehrer, die sowohl Shoden als auch Okuden unterrichten durften. Herr Sugano wurde um 1933 Shihan, und Ende der 1930er Jahre erhielt er von Hayashi Sensei die Erlaubnis, selbst Lehrer auszubilden. Meine Mutter Chiyoko lernte als Shihan-Schülerin bei Herrn Sugano, wie man Reiju gibt. Später nahm sie als Shihan an Kursen teil und hatte die Ehre, mit Hayashi Senseis Frau, Chie Hayashi Sensei, Reiju geben zu dürfen.

Zu der Zeit, als das erste Seminar in Ishikawa gegeben wurde, hatten einige der Teilnehmer bereits ihre Shihan-kaku-Zertifikate in Osaka erhalten. Sie organisierten jeden Monat Reiju-kai (Einstimmungs-Treffen), so dass die Schüler allmonatlich von diesen ortsansässigen

Shihan-kakus Einstimmungen bekommen konnten, auch dann, wenn Hayashi Sensei nicht anwesend war. 1938, als Chiyoko Yamaguchi an ihrem ersten Seminar teilnahm, war die Daishoji-Zweigstelle bereits gegründet worden. Meine Mutter erinnerte sich, dass es dort mehrere Shihans gab.

Chiyoko Yamaguchis Reiju-Erfahrung

Wie bereits erwähnt lebte meine Mutter von ihrem 10. Lebensjahr an bei ihren Verwandten, den Ushios. In der Familie wurde täglich Reiki praktiziert. Wann immer Chiyoko kleinere Wehwehchen wie Kopfschmerzen, Bauchschmerzen, Erkältungen oder Fieber hatte, gaben ihr Onkel, ihre Tante und ihre Schwester ihr Reiki. Nach der Reiki-Behandlung fühlte sie sich besser. So musste sie fast nie zum Arzt gehen.

Manchmal kamen die Nachbarn zu ihrer Schwester Katsue und baten um eine Reiki-Behandlung. Auch ihnen ging es danach besser und sie waren Katsue sehr dankbar. Chiyoko war immer sehr beeindruckt von Reiki, und es war nur natürlich, dass sie darauf brannte, es selbst zu lernen. Doch ihr Onkel wollte, dass sie zuerst die Schule fertig machte. Meine Mutter wartete ungeduldig auf den Tag, an dem es so weit sein würde.

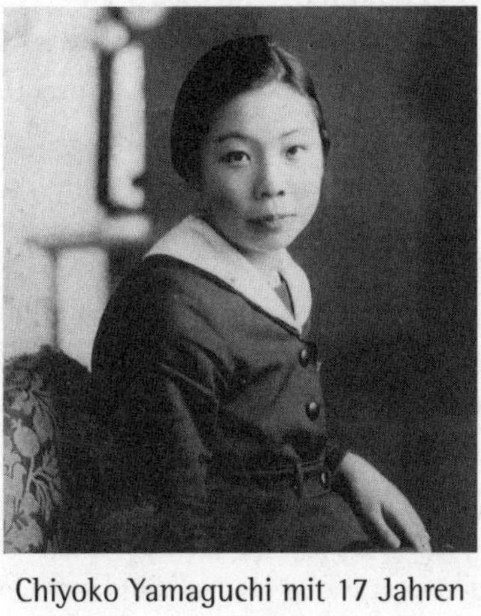

Chiyoko Yamaguchi mit 17 Jahren

Der Teilnahmebeitrag für ein Reiki-Seminar betrug damals 50 Yen. Zum Vergleich: Der Durchschnittslohn eines Arbeiters war 4,7 Yen pro Monat, es war also extrem teuer. Herr Sugano, der Reiki in die Familie gebracht hatte, wollte trotzdem unbedingt, dass meine Mutter den Kurs besuchte. Er dachte, dass Reiki sehr nützlich für sie sein würde, wenn sie heiratete und ihre eigene Familie hätte. Es wäre lohnender, Geld für den Kurs auszugeben, als ein Vermögen für eine luxuriöse Aussteuer aufzuwenden.[6] Das zeigt, wie ernst die Familie Reiki nahm.

Endlich war es so weit! Am 13. März 1938 begann sie mit 17 Jahren den fünftägigen Shoden- und Okuden-Kurs. Zusammen mit ihrer älteren Schwester Katsue verließ sie das Haus in einem brandneuen Kimono, den Herr Sugano ihr für diesen Anlass gekauft hatte. Sie machten sich auf den Weg zum Haus eines der Mitglieder der Daishoji-Zweigstelle, wo das Seminar stattfinden würde. Chiyoko war sehr aufgeregt und gespannt. An dieser Stelle möchte ich das Wort meiner Mutter überlassen, damit Sie die Atmosphäre nachempfinden können.

Chiyoko:

„Als wir am Veranstaltungsort ankamen, waren einige der Teilnehmer bereits da. Die meisten von ihnen waren älter als ich. Einige der Männer trugen zeremonielle Kleidung, was die Atmosphäre sehr ernst machte. Meine Schwester Katsue war bereits reguläres Mitglied der Daishoji-Zweigstelle, daher schien sie sich recht wohl zu fühlen. Ich hingegen war völlig überwältigt. Als ich eine meiner Tante unter den Organisatorinnen des Seminars sah, fühlte ich mich ein bisschen sicherer. Ich erinnere mich an drei Reihen aus je sechs *Zabutons* (japanische Sitzkissen), auf die wir uns nebeneinander setzen sollten. An die genaue Teilnehmerzahl an jenem Tag kann ich mich nicht erinnern.“

Sie erinnerte sich, dass die Organisatoren den Teilnehmern zur Begrüßung erklärten, wie man die Reiju (Einstimmung) angemessen empfing. Hier die Beschreibung, wie Reiju durchgeführt wurde:

Organisator:

„Zuerst werden wir den Raum verdunkeln. Setzen Sie sich in *Seiza* hin (traditionelle japanische Sitzposition auf den Knien), die Au-

gen geschlossenen. Sitzen Sie gerade und achten Sie darauf, keinen Druck auf den unteren *Tanden* auszuüben (ca. 3 cm unter dem Bauchnabel).
Bitte legen Sie Ihre Hände zu *Gassho* zusammen (gefaltete Hände in Art eines Gebets).
Auch nachdem Sie die *Reiju* erhalten haben, bleiben Sie bitte still sitzen, bis wir mit allen Teilnehmern fertig sind. Es ist nicht erlaubt, aufzustehen oder zu sprechen."

Chiyoko:

„Nach diesen Anweisungen betrat Hayashi Sensei den Raum. Er trug *Haori* und *Hakama* (zeremonieller japanischer Herren-Kimono). Ich wusste, dass Hayashi Sensei ein angesehener Marineoffizier war, und seine hochgewachsene Erscheinung und seine würdevolle Haltung beeindruckten mich. Um ihn herum schien ein Licht zu strahlen. Der Raum war dunkel, denn die Fensterläden waren alle geschlossen und das Licht ausgeschaltet.
Hayashi Sensei sprach die *Go-kai-no-sho* (fünf Reiki-Lebensregeln auf der Schriftrolle, die in dem Raum, wo die Einstimmungen gegeben wurden, aufgehangen worden war) vor und die Teilnehmer rezitierten sie. Der Raum war so dunkel, dass wir die Worte auf der Schriftrolle nicht lesen konnten. Wir sprachen Hayashi Sensei Satz für Satz nach und wiederholten die *Gokai* drei Mal.
Dann begann endlich die *Reiju!* Zuerst erhielten wir die *Reiju* von Hayashi Sensei, dann von den anderen, die den *Shihan*-Grad hatten (Lehrer-Grad). Meiner Erinnerung nach waren es möglicherweise drei Shihans, aber es war so dunkel, dass ich die genaue Zahl nicht überprüfen konnte. Jede *Reiju* dauerte etwa fünf Minuten. Hayashi Sensei sang dabei laut *Gyosei.* Das sind traditionelle japanische Waka-Gedichte, die von einem Kaiser geschrieben sind, in diesem Fall vom Meiji-Kaiser (mehr Information dazu s. Kapitel 3).
Nach der *Reiju* machten alle Teilnehmer zusammen *Reiki Mawashi.* Im Kreis sitzend legte jeder seine Hände auf den Rücken der Person vor sich, um Reiki fließen zu fühlen. Manchmal setzte Hayashi Sensei sich selbst mit in den Kreis, andere Male saß er in der Mitte

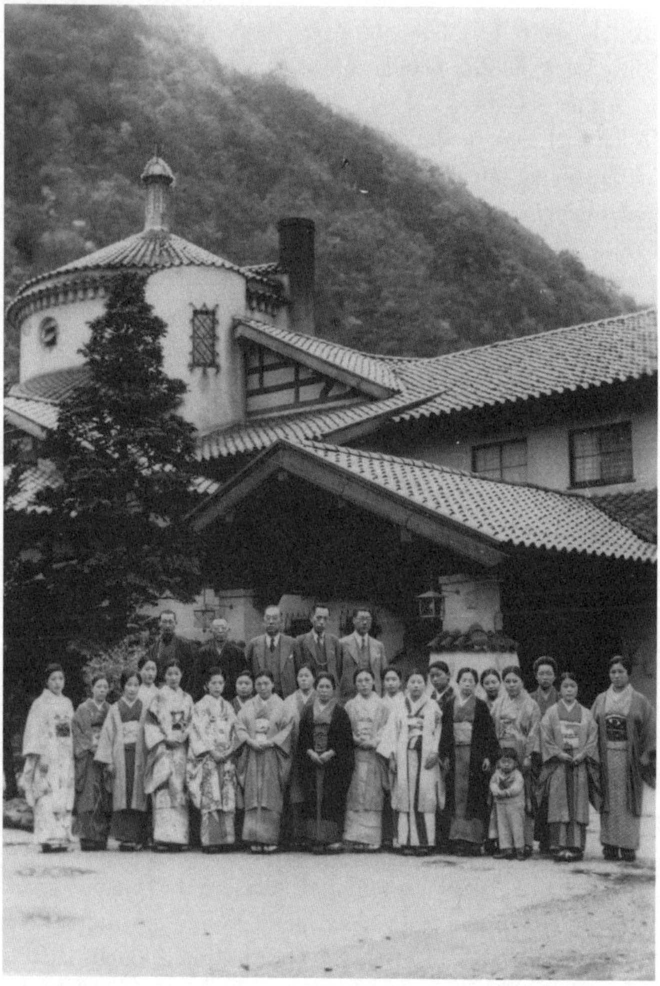

Chiyokos erstes Seminar 1938.
Der dritte Mann in der hinteren Reihe ist Hayashi Sensei.
Chiyoko ist die fünfte von rechts.
Die vierte ist ihre Schwester Katsue.

und erteilte den Teilnehmern Anweisungen. Anschließend erklärte Hayashi Sensei die Reiki-Theorie.

Das Seminar begann um 10 Uhr morgens. Am Vormittag erhielten wir eine *Reiju.* Dann hörten wir einen Vortrag von Hayashi Sensei und machten auch praktische Übungen. Wir gaben einer Person Reiki, die auf dem Reiki-Behandlungstisch aus Rattan lag. Wir legten eine Decke über den Empfänger und ein kleines Baumwolltuch über seinen Kopf. Die Tische waren 30–40 cm hoch, das machte es den Teilnehmern leichter, gerade zu sitzen, während sie Reiki gaben. Wir bekamen alle Gelegenheit, Reiki zu geben und zu empfangen. Wir konnten unsere Hände auf verschiedene Körperpartien unterschiedlicher Empfänger legen, denn wir übten an jedem der fünf Seminartage. Manchmal konnten wir auch einer wirklich kranken Person eine Reiki-Behandlung geben, die in der Nähe des Veranstaltungsortes lebte."

Reiki – eine großartige Mitgift für eine Braut

Da Chiyoko in ihrer Kindheit und Jugend täglich mit Reiki in Kontakt war, wurde sie schnell zu einer guten Reiki-Praktizierenden. Nachdem sie an dem Seminar teilgenommen hatte, sagte ihre Pflegegroßmutter bei den Ushios zu ihr, aus ihren Hände strahle starke Reiki-Energie. Ihre Bemerkung gab Chiyoko genug Selbstsicherheit, um Menschen zu behandeln, die Reiki brauchten. Sie gab viele Behandlungen, vor allem kleinen Kindern, die sich z. B. verbrannt hatten oder mit Bettnässen Probleme hatten.

1942 heiratete sie im Alter von 21 Jahren. Nach der Heirat konnte sie den Ausspruch ihres Onkels, Herrn Suganos, nur noch mehr bestätigen: „Reiki wird dir sehr nützlich sein und ist eine wunderbare Mitgift, die du in die Familie deines Mannes mitbringen kannst."

Chiyoko:

„Als ich schwanger wurde, gab ich dem Kind in meinem Bauch Reiki. Es funktionierte wirklich sehr gut und meine Kinder waren gesund. Ich bekam vier Jungen, die sich ständig verletzten und manchmal krank wurden. Immer wenn etwas mit ihnen los war, half Reiki ihnen sehr. Für eine so junge Mutter wie mich war das damals sehr beruhigend. Ich habe sie sozusagen mit Reiki großgezogen."

Als meine Mutter zum ersten Mal Reiju bekam, lachten ihre Schulfreundinnen sie aus. Sie fanden es absurd, Geld für etwas auszugeben, das so wenig greifbar war. Sie interessierten sich mehr für materielle Dinge wie Reisen oder Kimonos. Manche meinten sogar, sie würden auf gar keinen Fall Geld für Reiki ausgeben. „Wenn dieses Heilen mit den Händen gegen Krankheiten helfen sollte, wozu brauchten wir denn dann Ärzte?" Amüsanterweise erhielt meine Mutter durch ihre eigenen Erfahrungen die Antwort auf diese Frage – und gab zurück: „Stimmt, wir brauchen keine Ärzte!" Meine Mutter strengte sich an, ihre Reiki-Energie so sehr auszubilden, dass sie wirklich keinen Arzt mehr brauchte. Tatsächlich bin ich von klein an nie zum Arzt gegangen.

Chiyoko:

„Selbst wenn Sie eine solch wundervolle Heilkunst lernen – wenn Sie sie nicht praktizieren, werden Sie sie nicht einsetzen können, wenn Sie sie einmal brauchen. Es kommt darauf an, wie ernsthaft Sie das üben, was Sie gelernt haben. Meine Großmutter hat immer zu mir gesagt, ich solle anderen helfen, wann immer ich kann. Immer, wenn es jemandem nicht gut ging, schlug meine Großmutter vor, ich solle ihm oder ihr Reiki geben. Und das tat ich dann. So konnte ich viele überraschende Erfahrungen mit Reiki sammeln."

Meine Mutter ging etwa 1940 weiter zum Shihan-Grad. Sie erhielt das Training von ihrem Onkel Wasaburo Sugano, mit Erlaubnis von Hayashi Sensei. Herr Sugano hatte die Qualifikation erhalten, anderen Reiki-Schülern beizubringen, wie man Reiju gab. Damals wurde der Shihan-Grad nicht wie heute in Form eines Seminars weitergegeben. Wenn jemand so weit war, konnte er privat lernen, wie man Reiju gab. Meine Mutter war noch sehr jung, aber sie wollte es lernen, da sie bald mit ihrem Mann in die Mandschurei reisen würde und sich dachte, es würde sehr hilfreich sein, anderen Reiju geben zu können. Vor ihrer Abreise verabschiedete sie sich von Chie Hayashi Sensei (Hayashi

Senseis Frau). Sie war sehr bewegt über Frau Hayashis warme Worte, mit denen sie sie ermunterte, den Leuten an ihrem neuen Wohnort mit Reiki zu helfen.

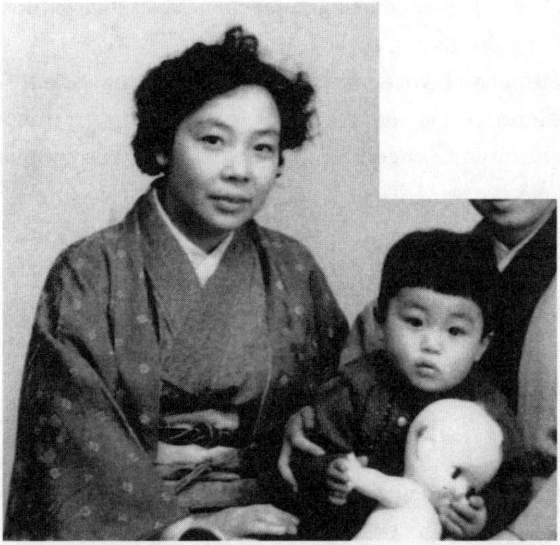

Chiyoko (34 Jahre) mit Tadao (3 Jahre)

Leben mit Reiki in den Kriegsjahren

Während und nach dem Zweiten Weltkrieg half Reiki meiner Familie, schwierige Zeiten durchzustehen. Meine Mutter heiratete im Februar 1942, ein Jahr, nachdem Japan in den Krieg eingetreten war. Vor ihrer Hochzeit war mein Vater, Shosuke Yamaguchi, in Harbin, Mandschurei gewesen, um sein Geschäft aufzumachen. Zwischenzeitlich kam er wegen einer Erkrankung zurück nach Japan.

Nachdem er sich wieder erholt hatte, heirateten sie und zogen in die Mandschurei. Sie wussten nicht, dass ihnen dort aufgrund des Krieges stürmische Zeiten bevorstanden. Ohne Reiki wäre ihr Leben noch härter gewesen.

In ihrer Zeit in der Mandschurei gab meine Mutter ihrer Familie und den Nachbarn Reiki-Behandlungen. Die Nachbarn waren ihr dankbar dafür, dass sie ihren Kindern half, wenn sie beispielsweise Zahnschmerzen hatten. Doch die größte Hilfe war Reiki ihr, als sie nach Japan zurückkehrte.

Chiyoko:

„In jener chaotischen Zeit gab es keine normale medizinische Versorgung. Eines Tages bekam ich ein Nagelgeschwür. Ich behandelte es kontinuierlich mit Reiki und es heilte. Meine Wertschätzung für Reiki wuchs damals noch einmal. Manche Japaner, die lange Wege vor sich hatten, mussten ihre Kinder bei chinesischen Familien lassen, da sie oder die Eltern auf der Reise erkrankten. Sie konnten ihre Kinder nicht mit nach Hause nach Japan nehmen. Die Schule in der Nähe unseres Hauses war überfüllt mit japanischen Flüchtlingen aus entfernteren Regionen. Ich habe Kinder gesehen, die verrückt vor Hunger wurden und sogar versuchten, die Tapete von den Wänden der Schule zu reißen, um etwas zu Essen zu haben. Sie starben dahin. Es gab keine Ärzte und keine Medizin. In dieser Situation versuchte ich den Leuten mit Reiki so gut wie möglich zu helfen. Nie in meinem Leben habe ich Reiki so sehr gebraucht. Schließlich bekam ich einen Platz auf einem Schiff nach Japan. Ich saß mit meinen beiden Söhnen eine Woche lang im Kielraum des Schiffes, bis wir in Japan ankamen. An Bord herrschte Anarchie, es gab Diebstähle selbst unter den Japanern. Die Stimmung war sehr angespannt und die Leute mieden einander, deshalb war es dort schwierig, Reiki zu praktizieren. Manchmal benutzte ich es aber, wenn die Kinder in meiner Nähe sich an dem alten Reis den Magen verdarben, der unsere einzige Nahrung darstellte. Ich glaube, auf dieser Reise verlor ich alle meine Reiki-Unterlagen, einschließlich des von Hayashi Sensei ausgestellten Zertifikats und meiner Notizbücher, die ich sorgfältig aufbewahrt hatte. Das war ein Unglück, aber das Reiki, das in meinen Handflächen wohnt, ist nie verloren gegangen. Ich kam heil zurück nach Japan, dank dem Reiki in meinen Händen."

Wie Reiki meinem Vater das Leben rettete

Im Chaos nach dem Krieg verlor meine Mutter den Kontakt mit ihrem Ehemann Shosuke Yamaguchi. Er war im März 1945 eingezogen worden und musste in den Krieg ziehen. Fünf Monate später, im August, war der Krieg zu Ende. Mein Vater war drei Jahre lang als Kriegsgefangener in Sibirien, bis er 1948 endlich zurück nach Japan kam. Diese drei Jahre waren sehr hart für meine Mutter, denn sie hörte nichts von ihrem Mann. Doch sie glaubte fest daran, dass er lebte. Da er selbst Reiki praktizierte, so dachte sie, würde er sich selbst heilen und auch anderen mit Reiki helfen können. Außerdem gab es noch einen weiteren Grund für ihre Zuversicht: Wenn sie ihm Fern-Reiki schickte, fühlte sie etwas in ihren Händen, was darauf hindeutete, dass der Empfänger lebte. Damals waren alle Familienmitglieder Reiki-Praktizierende, und die anderen Frauen schickten ihren Männern, Söhnen und Brüdern ebenfalls Reiki, um bestätigt zu finden, dass sie lebten.

Nachdem mein Vater zurück in Japan war, lag er zwei Jahre lang in einem Militärkrankenhaus. Sein Arzt prophezeite der Familie, er würde nicht lange überleben. Im Krieg war er schwer verletzt worden. In einer Schlacht war bei einer Explosion ein Teil seines Hinterkopfes eingedrückt worden und er hatte einen Riss in der Schädeldecke. Deshalb hatte er chronische Kopfschmerzen. Wir zogen einen der besten Ärzte aus Kyushu in Südjapan hinzu. Der Arzt sagte der Familie, die Operation würde 30.000 Yen kosten, was in jener Zeit enorm viel Geld war, und er konnte nicht garantieren, dass sie erfolgreich sein würde. Tatsächlich war er ziemlich erstaunt, dass jemand im Zustand meines Vaters überhaupt noch am Leben sein konnte. Er sagte auch, das Gehirn meines Vaters werde nicht wieder richtig funktionieren. Zu seinem Bedauern musste er uns mitteilen, mein Vater würde voraussichtlich nicht einmal in der Lage sein, einfache mathematische Aufgaben zu lösen. An eine Rückkehr in den Beruf und schwierigere Tätigkeiten wäre gar nicht erst zu denken. Außerdem wäre er nicht überrascht, wenn der Schädel meines Vaters irgendwann einfach wie eine gesprungene Schüssel aufbrechen würde. Meine Mutter Chiyoko war von dieser Prognose so geschockt, dass sie kein Wort herausbrachte.

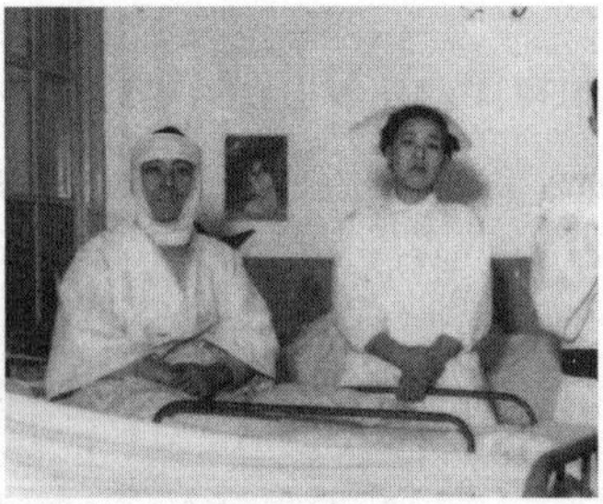

Shosuke Yamaguchi im Militärkrankenhaus in Yamanaka Spa, Dezember 1950.

Chiyoko:

„Ich rastete völlig aus, mir war, als hätte man mir eiskaltes Wasser über den Rücken geschüttet. Ich wusste nicht, wie ich unsere kleinen Kinder ganz allein aufziehen sollte. Doch es gab viele Leute mit noch größeren Problemen. Mein Mann reagierte immerhin noch, wenn ich mit ihm sprach. Ich nahm mich zusammen, um optimistisch zu sein. Falls es nötig sein sollte, wäre ich bereit, für unseren Lebensunterhalt zu arbeiten. Das Wichtigste war, dass mein Mann noch lebte. Das gab mir Mut. Und als mir das klar wurde, beruhigte ich mich."

Danach gab meine Mutter meinem Vater jeden Tag Reiki auf seinen verletzten Kopf, und mein Vater behandelte sich auch selbst. Das Ergebnis war, dass mein Vater wieder gesund genug wurde, um arbeiten zu können, wenn er auch weiter Schmerzmittel nehmen musste. In der Mandschurei war mein Vater ein erfolgreicher Geschäftsmann gewesen. Nachdem er dank Reiki seine Gesundheit zurückgewonnen hatte, war er motiviert, wieder an diese Erfolge anzuknüpfen. Er nahm seine Familie mit nach Kyoto, um noch einmal ganz von vorne anzufangen.

Als die Familie nach Kyoto kam, hatte sie nicht einen Pfennig. Meine Mutter, die in wohlhabenden Verhältnissen aufgewachsen war, fühlte sich zunächst elend. Doch mit ihrem Geschäft konnte sich die Familie bald über Wasser halten.

Eine Familie der Heiler – die Yamaguchis

Schon vor dem 20. Jahrhundert und unseren Erfahrungen mit Reiki gab es in meiner Familie eine Tradition der Heilarbeit. Bevor ich meine persönliche Reiki-Geschichte erzähle, möchte ich an dieser Stelle einen kurzen Einblick in meinen familiären Hintergrund geben.

Mein Samurai-Vorfahre und die japanischen Herrscher jener Zeit

Einer meiner Vorfahren soll ein Feudalherr im mittelalterlichen Japan gewesen sein. Ihm gehörte das Daishoji-Schloss im Bezirk Kaga (heute Präfektur Ishikawa). Sein Name war Yamaguchi Genbanokami Munetada. Die Familie hatte den Auftrag, größere Landzüge zu kontrollieren, und war dem damaligen Herrscher Japans, Hideyoshi Toyotomi, treu ergeben. Hideyoshi Toyotomi war eine wichtige historische Persönlichkeit. Er erreichte die Einheit Japans in den kriegerischen Zeiten des 16. Jahrhunderts. Da er keinen erwachsenen Thronfolger hatte, entfaltete sich nach seinem Tod im Jahr 1598 ein Machtkampf, der zu einer großen Schlacht führte (Schlacht von Sekigahara, 22.10.1600). Hideyoshis erster Vassal, Ieyasu Tokugawa, ging als Sieger aus dieser Schlacht hervor und vertrieb die überlebenden Toyotomis.

Ieyasu Tokugawa richtete seine Verwaltung in Edo ein (heute Tokyo) und nahm den alten Titel eines Shogun[7] an. Damit begann das lang andauernde Tokugawa Shogunat (auch Edo-Periode genannt), was ein großer Wendepunkt in der japanischen Geschichte war. Die erfolgreiche Politik der Tokugawas ermöglichte es ihnen, die nächsten 250 Jahre lang an der Macht zu bleiben, bis in die Mitte des 19. Jahrhunderts.

Die Familie meines Vorfahren kämpfte auf der Seite der Toyotomis, und sie verloren noch vor der entscheidenden Schlacht von Sekigahara eine Schlacht gegen Toshiie Maeda von der anderen Seite. Dadurch ging der Status der Familie verloren.

Nach dieser verlorenen Schlacht verbargen sich einige Sprösslinge der Familie, die überlebt hatten und geflüchtet waren, in dem kleinen Dorf Sugao in Daishoji. Sie wurden als Kinder des Ortsvorstehers aufgezogen, ihr Familienname wurde geheim gehalten. Von Generation zu Generation wurde er weitergegeben und kam so schließlich bis zu meinem Vater.

Die Libelle auf dem Cover

Libellen galten in den alten kriegerischen Zeiten in Japan als eine Art „Glückskäfer"" für die Samurai-Krieger. Die Vorfahren der Yamaguchis waren Samurai und trugen damals Rüstungen mit der Libelle als Wappentier. Als dieses Buch auf Japanisch veröffentlich wurde, schlug uns jemand vor, wir sollten eine Libelle auf das Cover drucken, um dem Schutzgeist die Ehre zu erweisen, der meine Ahnen begleitet hatte. Für die Veröffentlichungen im Ausland bat ich ebenfalls darum, die Libelle in die Gestaltung einzubeziehen – ich hoffe, sie unterstützt mich dabei, die Menschen in der Welt zu erreichen.

Die Wurzel der Heilkraft – Vorfahren in der Prähistorie

Interessanterweise herrscht in meiner Familie die Überzeugung, dass unsere noch weiter zurückliegenden Vorfahren Shinto-Priester waren und durch Handauflegen heilten. Meine Familie kommt vermutlich ursprünglich aus Izumo (in Japan gilt diese Gegend als spirituell; heute liegt sie in der Präfektur Shimane). Ich habe von meinen Verwandten gehört, dass mein Familiename Yamaguchi in Wirklichkeit von der Präfektur Yamaguchi kommt, die direkt neben der Präfektur Shimane liegt, wo Izumo war. In Izumo lebten sie als Shinto-Priester mehrere Generationen lang in einem Schrein. Später, mit dem Aufkommen des Buddhismus, wurde der alte japanische Volksglauben Shinto in

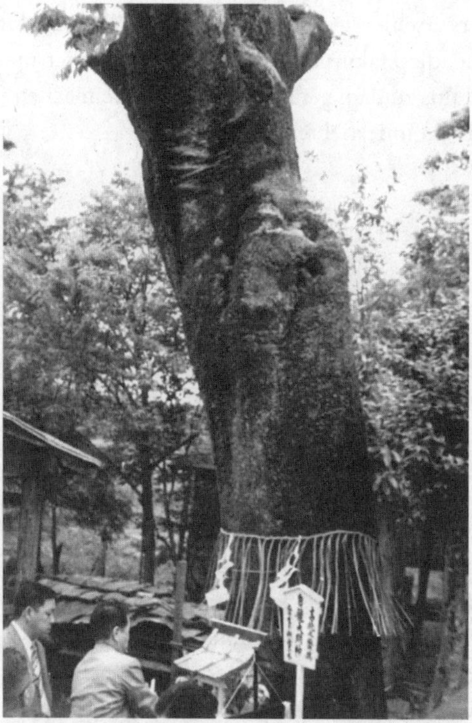

Der Baum, in dem die Hakuryujin wohnen sollen.
In der linken Ecke Shosuke Yamaguchi.

die entlegenen Berggegenden vertrieben. Meine Vorfahren konnten ihn nicht länger praktizieren. Das war vielleicht der Grund, warum sie beschlossen, ihre Heilarbeit aufzugeben und stattdessen Krieger zu werden – so konnten sie die Menschen in der aufkommenden kriegerischen Zeit auf andere Art und Weise behüten.

Meine Familie hat von Generation zu Generation geglaubt, dass die Hakuryujin (weiße Drachengottheiten) Schutzgeister für die Familie sind. Die Hakuryujin, ein männlicher und ein weiblicher Drache, jeweils mit einer goldenen Kugel im Mund, schützen meine Familie schon seit mehr als 2000 Jahren.

Im Garten der Yamaguchis in Ishikawa stand ein großer Baum, in dem die Hakuryujin lebten. Es hieß, die Hakuryujin zeigten sich nur den Nachfahren der Familie. Mein Vater erzählte mir, als kleiner Junge habe er eine weiße Schlange in dem Baum gesehen. Nach dem Tod meines Vaters erschien meiner Mutter oft das Bild der Hakuryujin.

Ich glaube, die Hakuryujin haben meiner Mutter und mir beigestanden und uns zu dem geführt, was wir heute machen – Menschen heilen und Reiki unterrichten.

Mein Leben mit Reiki

Meine Kindheit

Ich habe drei ältere Brüder, und meine Mutter behandelte uns alle mit Reiki, wenn wir irgendwelche Beschwerden hatten. Ich kann mich noch lebhaft erinnern, dass ich einmal mit dem Zeh zwischen die Speichen des Fahrrads meines Vaters geraten war. Der Zeh wurde fast abgerissen, doch dank meiner Mutter, die mir viel Reiki gab, verheilte er schnell wieder. Und auch, als ich ein Nagelgeschwür hatte (eine Infektion an Händen oder Füßen, die durch Keime in Schnittwunden oder Niednägeln verursacht wird), musste der Nagel nicht entfernt werden – das war das übliche Vorgehen im infizierten Bereich –, nachdem meine Mutter mir Reiki gegeben hatte. Die Krankenschwester im Krankenhaus war jedes Mal, wenn sie den Verband wechselte, überrascht, wie schnell es heilte. Innerhalb von zehn Tagen war der Nagel wieder gesund.

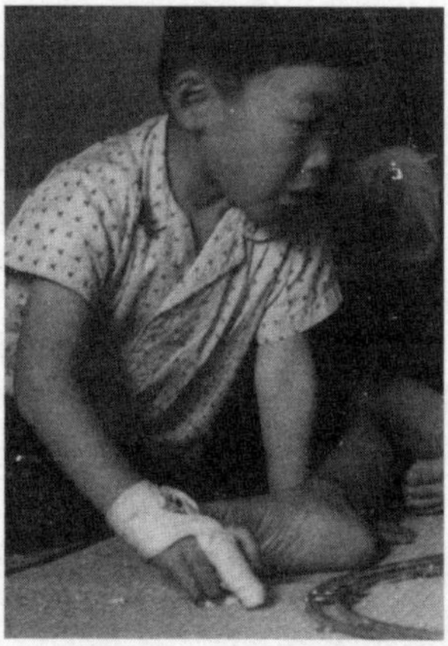

Tadao mit sechs Jahren und der Nagelentzündung.

In meiner Kindheit hatte ich noch viele andere Krankheiten, z. B. Mandel- oder Mittelohrentzündung, und sie wurden alle mit Reiki geheilt. Als kleiner Junge war ich ziemlich zierlich und empfindlich und wurde deshalb oft krank. Das Reiki meiner Mutter war daher für mich besonders wichtig. Ich kann sagen, dass ich mit Reiki aufgezogen wurde. Dank Reiki wurde ich nicht zum Opfer moderner Medizin. Wenn meine Mutter nicht Reiki praktiziert hätte, hätte man mir vielleicht eine Überdosis an Medikamenten verordnet und mein Immunsystem wäre komplett ruiniert worden. Da ich keine Medikamente nahm, funktionierte mein natürlicher Heilungsprozess gut, und von meinem zwanzigsten Lebensjahr an war ich sehr gesund.

Trotzdem war mein Leben mit Reiki nicht immer leicht. In der Schule, als kleiner Junge, war es mir nicht gleichgültig, ob Reiki gesellschaftlich akzeptiert war oder nicht, und ich erzählte meinen Lehrern und Klassenkameraden viel darüber. Ich erinnere mich, dass ich zu ihnen sagte: „Ich bitte meine Mutter um Reiki, wenn ich erkältet bin“, „Ich hole meine Mutter, damit sie mir Reiki gibt, wenn ich mich verletzt habe“ usw., denn das war für mich die natürlichste Sache der Welt. Für diejenigen, die mich hörten, muss es wohl seltsam geklungen haben. Oft wurde ich ausgelacht und allmählich begriff ich, dass ich mit anderen Leuten nicht über Reiki reden sollte.

Reiki als mein Lebensretter

In meinem Leben habe ich viele erstaunliche Erfahrungen mit Reiki gemacht. Es hat mich mehrfach gerettet, so bei vier schweren Unfällen, bei denen ich nur um Haaresbreite und wie durch ein Wunder überlebte. Bis vor kurzem war mir das nicht so klar, aber inzwischen bin ich mir ganz sicher, dass ich von einem unsichtbaren Wesen beschützt wurde. Ich glaube, diesen Segen verdanke ich Reiki.

Der erste Unfall passierte, als ich vier Jahre alt war. Ich fuhr mit dem Dreirad über eine nicht asphaltierte Straße und das Vorderrad blieb irgendwie stecken. Ich fiel mit dem Gesicht auf den Schotterweg. Ich kann mich noch genau erinnern, dass ich nur noch Weiß sah, alles geschah wie in Zeitlupe und es wurde ganz still. Dann sah ich nur noch den Straßenbelag aus Schotter genau vor meinem Gesicht, bevor ich darauf aufschlug. Seltsamerweise war ich ziemlich ruhig. Mein einziger Gedanke war „es wird SEHR doll wehtun, mit dem Gesicht auf den Boden zu schlagen“. Dann scheuerte ich buchstäblich mit meinem Gesicht über den Boden. Die Zeit blieb stehen, bis mein umgestürztes Dreirad in mein Blickfeld kullerte. Plötzlich war ich zurück in der Wirklichkeit und fühlte den Schmerz auf dem ganzen Gesicht.

Ich weinte den ganzen Weg nach Hause über. Als meine Mutter mich so blutüberströmt ankommen sah, nahm sie mich, ohne in Panik zu geraten, mit ins Badezimmer. Während ich über die großen Schmerzen klagte, redete mir meine Mutter sanft zu, damit ich mir den Schmutz aus dem Gesicht waschen ließ. Sie benutzte weder Desinfektionsmittel noch irgendeine Salbe, sie gab mir nur Reiki, mein Gesicht bedeckte sie mit einem Baumwolltuch. Einige Stunden später ließ der Schmerz nach und ich schlief ein, dabei fühlte ich die Wärme meiner Mutter. Das war meine allererste Erfahrung mit der eindrucksvollen Effektivität einer Reiki-Behandlung. Dank dem Reiki meiner Mutter taten die Wunden schon nach wenigen Tagen nicht mehr weh, und einige Wochen später waren sie vollkommen verheilt, ohne Narben zu hinterlassen.

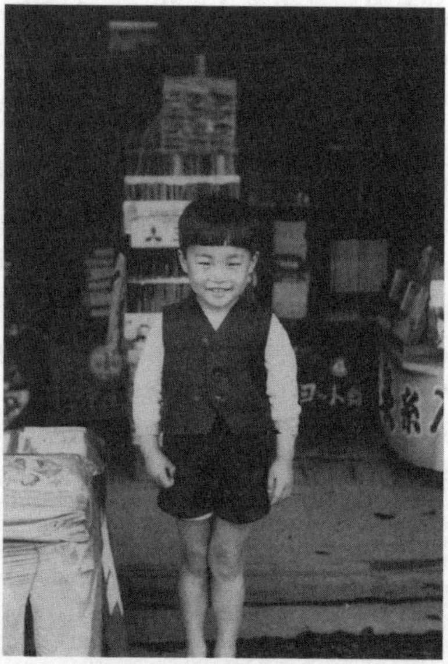

Tadao mit fünf Jahren.
Um diese Zeit begann Chiyoko ihm Reiju zu geben.

Der zweite Zwischenfall ereignete sich im zweiten Jahr der weiterführenden Schule. Eines Tages im März überquerte ich mit dem Fahrrad eine Straße, als plötzlich ein Auto aus dem toten Winkel mit voller Geschwindigkeit auf mich zuraste. Wieder erlebte ich, dass alles wie in Zeitlupe passierte, ich konnte sogar die schreckgeweiteten Augen des Fahrers klar erkennen. Das Auto fuhr mich an und ich wurde in die Luft geschleudert, aber mein Körper musste wohl eine Art Salto gemacht haben, denn ich landete auf den Füßen. Als ich mich aufrichten wollte, fühlte ich einen stechenden Schmerz in meinem rechten Bein. Der Schmerz brachte alle meine Sinne zurück und ich sah mich plötzlich von vielen besorgten Gesichtern umringt.

Man fuhr mich in die Notaufnahme, und das Röntgenbild zeigte, dass ich eine Quetschung an der Wade hatte. Sie sollte innerhalb von zehn Tagen heilen. Es war verblüffend, dass ich keine Knochenbrüche hatte, obwohl mein Fahrrad irreparabel verbeult war. Während meines Aufenthalts im Krankenhaus kamen mich meine Mutter und andere Familienmitglieder besuchen und gaben mir so oft wie möglich Reiki. Diese Behandlungen ließen die Schwellung schnell zurückgehen und mein Bein heilte ziemlich schnell.

Der dritte Fall war mit 18 Jahren, in den Sommerferien. Ich war mit dem Motorrad in den Bergen unterwegs. Da ich etwas zu schnell fuhr, kam ich ins Rutschen und stürzte. Wieder wurde meine Umgebung weiß und ich sah mein Motorrad in Zeitlupe über mir durch die Luft fliegen. Ich selbst lag im Straßengraben. Mein Oberkörper steckte zwischen dem Reisfeld und der Straße fest. Eine Weile später begann ich heftigen Schmerz in den Wunden zu spüren, alles tat weh. Als meine Freunde mich aus dem Graben ziehen wollte, hatte ich am ganzen Körper starke Schmerzen. Der Schmerz blieb zwar eine ganze Weile, aber glücklicherweise waren die Verletzungen selbst nicht so schwer. Wie durch ein Wunder hatte ich nur ein paar Schürfwunden und musste keine Medikamente nehmen. Wieder war Reiki da, um mir zu helfen.

Der vierte und schwerste Unfall geschah, als ich 35 Jahre alt war. Ich steckte in einem großen Stau auf der Autobahn, es ging nur im Stop-and-Go-Tempo vorwärts. Plötzlich raste ein 11-Tonner über den Mittelstreifen in mein Auto. In dem Moment, wo der Laster vor meinen Augen auftauchte, liefen alle meine Erinnerungen wie ein Film vor mir ab. Ich dachte, das sei es gewesen. Doch dann kam der Gedanke: „Nein, ich möchte noch nicht sterben!“ und „Ich kann noch nicht sterben!“ Kaum hatte ich dies gedacht, sah ich meine Frau und meine Kinder wie eine Vision auf dem Armaturenbrett.

Im nächsten Augenblick rollte ich mich nach unten auf den Beifahrersitz, die Arme um die Knie gelegt, denn mein Instinkt sagte mir, dass ich mit meinem Auto zerquetscht würde, wenn ich auf dem Fahrersitz sitzen bliebe.

Ich kann mich nicht an den genauen Moment erinnern, in dem mein Auto von dem Lastwagen eingedrückt wurde, doch es war ein enormer Aufprall und das Glas der Windschutzscheibe und der anderen Fenster zersplitterte. Die Scherben prasselten auf mich. Dann

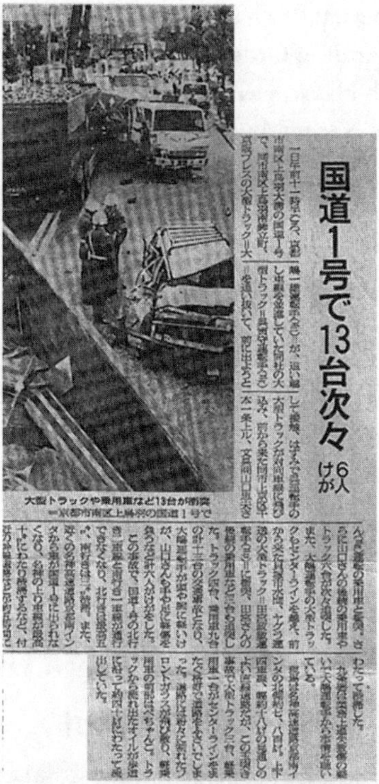
国道1号で13台次々 けが6人

大型トラックや乗用車など13台が衝突 ＝京都市南区上鳥羽の国道1号で

Zeitungsartikel über den Verkehrsunfall vom Oktober 1987. Auf dem Foto mein Auto nach dem Zusammenprall.

wurde wie gewohnt alles still und weiß. Ich fragte mich, ob ich schon gestorben sei. Im nächsten Augenblick war ich zurück im Leben. Plötzlich sah ich die ganze furchtbare Szene und hörte die Leute um mich herum schreien.

Der Lastwagen schob mein Auto in das nächste Fahrzeug und fing an zu brennen. Ich lebte und versuchte, aus meinem Auto herauszukommen, denn ich hatte Angst, das Feuer könnte auf mein Auto übergehen. Die Tür war völlig verbeult, so dass ich sie nicht benutzen konnte. Ich kletterte durch das Fenster. Draußen herrschte schon große Panik. Polizeiautos, Feuerwehr, Krankenwagen, und viele schockierte Gaffer.

Ich wurde mit dem Krankenwagen ins Krankenhaus gebracht, aber zum Glück hatte ich keine größeren Verletzungen. Nur ein paar kleine Schnitte, die ich mir an meinem Auto zugefügt hatte, wurden verarztet. Und mein Arm war taub, weil er im Moment des Aufpralls den Druck abgefangen hatte, und mein Nacken schmerzte bei jeder Bewegung. Der Arzt schlug mir vor, eine Woche zur Beobachtung im Krankenhaus zu bleiben.

Noch überraschter war ich, als ich am nächsten Tag einen Zeitungsartikel über den Unfall las. Bis dahin hatte ich nicht begriffen, wie schlimm der Unfall tatsächlich gewesen war. 13 Autos waren in Kettenreaktion daran beteiligt. Wie Sie sich vorstellen können, hatte mein Auto einen Totalschaden, doch meine Familie war nur froh, dass ich so einen schweren Unfall lebend überstanden hatte. Die Checkups im Krankenhaus zeigten, dass alles mit mir in Ordnung war, und so entließ man mich nach vier Tagen nach Hause, viel schneller, als der Arzt erwartet hatte. Bis heute sind keine Nachwirkungen aufgetreten.

Es ist ziemlich wundersam für einen Menschen, solch schwere Unfälle zu überleben. Ich frage mich, ob Reiki mir geholfen hat. Ich glaube fest daran, dass Reiki mich immer begleitet. Reiki Ryoho (Reiki-Behandlung) wurde durch Hayashi Sensei vom Gründer Mikao Usui Sensei an den Onkel meiner Mutter, Wasaburo Sugano, weitergegeben. Mit Herrn Suganos Hilfe kam es zu meiner Mutter Chiyoko. Ich wuchs mit dem Segen von Reiki auf. Jetzt weiß ich, warum ich im Moment des Aufpralls im Geiste schrie „Ich kann noch nicht sterben!" Ich glaube, mir wurde eine Mission gegeben. Meine wichtige Lebensaufgabe ist es, Jikiden Reiki an die nächsten Generationen weiterzugeben. Ich nehme mir das zu Herzen und bemühe mich, diese Mission in aller Bescheidenheit zu erfüllen.

Von Te-ate (Heilen mit Handauflegen) zu Te-kazashi (Heilen ohne Handauflegen)

In meiner Schulzeit durchlief meine Mutter einen der großen Wendepunkte ihres Lebens. Bis dahin hatte sie sich nur Reiki gewidmet. Damals gab sie anderen Reiki-Behandlungen, aber sie war zu beschäftigt, um auf sich selbst zu achten. Sie bekam kein Reiki von anderen. Sie litt unter Neuralgie, und eines Tages konnte ihre Nachbarin ihr mit einer Art religiösem Te-kazashi (Heilen ohne Handauflegen) helfen – die Neuralgie war geheilt. Meine Mutter wurde neugierig, was passieren würde, wenn sie den religiösen Glauben in die Reiki-Energie integrieren würde, deshalb beschloss sie, sich dieser Religion anzuschließen. Sie war auch gespannt, etwas über die theoretische Seite zu hören, warum Hände Energie abgeben können, um Menschen zu heilen. Sie dachte, das könne sie durch die Handheilungsmethode lernen, die diese religiöse Gruppe förderte.

Im frühen 20. Jahrhundert gab es viele Heilkünste in Japan, die mit Handauflegen arbeiteten, darunter Reiki. Recht viele Heiler dieser Künste entwickelten bemerkenswerte Fähigkeiten, und einige von ihnen gründeten religiöse Gruppen. Ursprünglich war die Ideologie dieser Gruppen oft inspirierend und augenöffnend. Ich fühlte mich von einer Religion angezogen, die auf der Motivation ihres Gründers basierte, Mokichi Okada. Er war von 1925 bis 1955 tätig. Ich respektierte ihn wegen seiner innovativen Visionen für zukünftige Generationen. Er war einer der Ersten auf der Welt (der Erste in Japan), der organische Landwirtschaft befürwortete. Er arbeitete außerdem an der Entwicklung von Methoden der Handheilung, da er auch die Medizin erneuern wollte. Ich war damals ein Teenager und sehr empfänglich, auf mich übte seine Philosophie eine große Faszination aus.

Mokichi Okada – Begründer einer religiösen Heilmethode durch Handauflegen

Für die nicht-japanischen Leser möchte ich etwas mehr zu der Religion sagen, mit der ich einmal zu tun hatte. Wie schon gesagt, es war eine religiöse Gruppe, die auf den Ideen ihres Gründers Mokichi Okada aufbaute. In der Tat gibt es rund 30 Organisationen, die offiziell als religiöse Gemeinschaften registriert sind und Herrn Okada als Gründer angeben. Wenn man noch die hinzunimmt, die nicht offiziell registriert sind, kommt man auf über 100 Organisationen. Ich gehörte dreien dieser Gruppen an, um ihre Methoden der Heilung durch Handauflegen zu lernen.

Zuerst möchte ich Okada Sensei vorstellen, den ich sehr achte. Er wurde im Dezember 1882 in Tokyo geboren. In jungen Jahren leitete er mehrere Geschäfte und wurde sehr wohlhabend. Trotz seines Erfolges durchlebte er schwere Zeiten, denn er litt an verschiedenen Krankheiten. Ein Unglück kommt selten allein – in derselben Zeit ereignete sich in Tokyo das verheerende Kanto-Erdbeben (1923) und seine Unternehmen wurde schwer beschädigt. Er gab die Geschäfte auf, und da er immer stärkeren Drang zum Religiösen fühlte, widmete er sich in verstärktem Maße religiösen Aktivitäten. Er begann mit Handheilung (zuerst mit Handauflegen, später ohne) und gab Behandlungen, die ziemlich populär wurden. 1934 eröffnete er eine Praxis für Handheilung in Tokyo. Viele Jahre lang war er sehr aktiv, bis er wegen Verletzung der Medizinischen Gesetze ins Gefängnis kam

(1950) und eine Unterlassungsklage gegen seine Praxis erhoben wurde. Das Gesetz war damals sehr streng (und ist es auch heute noch). Sofern man keine medizinische Lizenz hatte, durfte man andere Menschen für eine „Behandlung“ nicht einmal berühren. Die religiösen Heiler beschlossen, ihre Praxis zum Heilen ohne Handauflegen umzuwandeln. Sie arbeiteten weiter mit den Händen, aber ohne ihre Klienten direkt zu berühren. Das war in Ordnung, denn so wurde es als Gebet angesehen. Später begannen sie den Schwerpunkt stärker auf religiöse oder spirituelle Aspekte zu legen und nicht mehr so sehr auf die praktische Heilarbeit. Seit Okada Senseis Tod 1955 im Alter von 73 Jahren hat sich diese Religion allmählich verändert.

Mein Engagement in religiösen Gruppen

Die erste Gruppe, der meine Mutter und ich beitraten, war die, die Okada Sensei selbst gegründet hatte. Ich war jedoch enttäuscht, als ich entdeckte, dass diese Gruppierung zum Zeitpunkt unseres Beitritts die von Okada Sensei entwickelte Heilmethode durch Handauflegen bereits nicht mehr praktizierte. Dennoch konnte ich dort mehr über Okada Senseis faszinierende und innovative Ideen erfahren. Seine Vorhersagen für die Zukunft fand ich sehr spannend, z. B.: „Es wird definitiv eine Zeit kommen, in der wir tonnenweise Nahrung haben werden, sie aber nicht essen können“. Das passiert bereits heute – es sind die Probleme, die durch Agrarchemikalien, Nahrungszusatzstoffe, Vogelgrippe (das betrifft besonders asiatische Länder), BSE oder Karpfenpocken entstehen und die das Essen ungenießbar machen. Okada Sensei war ein starker Befürworter der organischen Landwirtschaft, seinerzeit eine sehr fortschrittliche Idee.

Obwohl ich von dieser Gruppe keine Methode zum Heilen mit den Händen lernen konnte, war ich sehr froh, in ihrer Bibliothek die verschiedenen Materialien und Bücher studieren zu können, die Okada Sensei zu praktischen Themen geschrieben hatte. Für die Aktivitäten der Gruppe an sich interessierte ich mich aber nicht mehr, so dass ich bald darauf austrat.

Die zweite Gruppe, der ich beitrat, praktiziert die Handheilung im Stil von Okada Sensei noch. Sie hatten sie allerdings auf ihre eigene Art weiterentwickelt und verwendeten nur wenig Zeit auf Behandlungen. Und wenn sie doch einmal behandelten, so beschränkten sie sich auf ein paar Minuten am Kopf und ließen die anderen Körperteile weg. Sie maßen der Heilung von Krankheiten keine große Bedeutung bei. Es kam ihnen mehr darauf an, so viele Anhänger wie möglich zu gewinnen, damit die Gruppe florierte.

Mir taten die Menschen leid, die in die Gruppe eintraten, um Heilung für ihre Krankheiten zu empfangen und deren Bedürfnisse nicht erfüllt wurden. Meiner Mutter ging es genauso. Sie gab ihnen so oft wie möglich Reiki und es funktionierte sehr gut. Sie sagte nicht, dass sie statt der religiösen Heiltechnik Reiki verwendete. Da ihre Behandlungen so wunderbar wirkten, wollten die Leiter sie als Lehrerin einsetzen und so Nutzen aus ihren Heilfähigkeiten schlagen, als Werbung für die Gruppe. Später bekamen sie aber heraus, dass sie eigentlich mit Reiki arbeitete, und sie untersagten ihr, es für Mitglieder zu verwenden. Wir begannen das Interesse zu verlieren, dort zu arbeiten, denn unsere Vorstellungen waren mit der Ideologie der Gruppe nicht vereinbar. So hörten wir allmählich auf, an ihren Aktivitäten teilzunehmen. Einige Jahre später hatte ich Gelegenheit, mit Mitgliedern einer anderen Gruppe derselben Religion zu sprechen. Einst hatte mich diese Religion angezogen, weil sie immer noch die ursprünglichen Ideen von Okada Sensei ehrte und unterrichtete, inklusive seiner Heilmethode durch Handauflegen. Zuerst bemühte ich mich, alle ihre Publikationen zu bekommen und las sie gründlich. Ich war sehr aufgeregt, viele inspirierende Artikel aus Okada Senseis Feder nun zum ersten Mal lesen zu können. Ich fand auch die Informationen, nach denen ich so verzweifelt gesucht hatte – so über seine Methode der Handheilung, die als Behandlung sehr effektiv ist. Das motivierte mich, bei dieser Gruppe zu lernen.

Ich nahm mit meiner Mutter an einigen ihrer Aktivitäten teil, durch die ich viele wertvolle Kenntnisse gewinnen konnte, z. B. Werbetätigkeit für Umweltschutzfragen. Ich war unter anderem an der Ausarbeitung einer Diashow beteiligt, die auf Rachel Carsons berühmtem Buch „Der stumme Frühling“ basierte. Dann engagierte ich mich sehr dafür, dass Landwirte in einem Gebiet der Präfektur Gifu organisches Gemüse anbauten, und ich organisierte den Verkauf dieses Gemüses.

Das alles waren Tätigkeiten der religiösen Gruppe, aber ich machte dabei mit, weil das, was ich lernte, mich tief berührte. Das Konzept schlug tiefe Wurzeln in mir, und mein Engagement in verschiedenen Umweltschutzorganisationen geht sicher auf diese wertvolle Erfahrungen in der Vergangenheit zurück.

Es kam nicht so oft vor, dass ein so junger Mann wie ich damals sich für diese Dinge interessierte, deshalb genoss ich hohes Ansehen. Ich hatte das große Glück, Freundschaft mit Menschen schließen zu können, die von derselben Motivation bewegt wurden – nämlich anderen zu helfen. Für mich war das eine wunderbare Zeit in meiner Jugend.

Dennoch war es nicht einfach, den Durchschnittsjapanern so fortschrittliche Ideen wie die von Okada Sensei nahe zu bringen, weshalb die Aktionen der Gruppe eher im kleinen Rahmen stattfanden. Mit Reiki habe ich dieselbe Erfahrung gemacht. Er war viel Geduld nötig, bis die Gesellschaft das wundervolle Erbe vergangener Senseis akzeptierte. In der religiösen Gruppe war ich auch mit den strengen Regeln der Organisation konfrontiert, und ich fand es schwierig, Reiki zu praktizieren und mich zugleich den religiösen Tätigkeiten zu widmen. So beschloss ich, die Gruppe zu verlassen, obwohl ich dankbar für die vielen wichtigen Dinge war, die ich dort lernen durfte.

Okada Senseis Streben, Menschen durch Handauflegen zu helfen, hat mich immer sehr inspiriert, da ich selbst Reiki praktizierte, was auf eine Art ähnlich ist – es sind beides Energieheilmethoden, die die Hände benutzen.

Reiki und das, was ich über die religiöse Heilung geschrieben habe, mag sich zwar ähnlich anhören, aber mir ist es wichtig, dass Sie verstehen, dass Reiki keine Religion ist. Usui Sensei hat es nicht als Religion begründet, und auch Hayashi Sensei hat es nicht zu einer Religion gemacht. Sie gaben es einfach als Volksmedizin weiter. Man hat mich schon gefragt, ob ich Reiki je mit der religiösen Handheilung mische, da ich diese ja auch einmal praktiziert habe. Aber ich habe beide Methoden nie vermischt. Meine tiefste Wurzel ist Reiki, so dass ich selbst in der Zeit, als in an den religiösen Aktivitäten teilnahm, nie mit meiner Reiki-Praxis aufgehört habe. Die Methoden sehen vielleicht ähnlich aus, aber die grundlegenden Ideen dahinter sind völlig verschieden. Es ist unmöglich, dass diese beiden Heilkünste vermischt werden, denn wir verbinden uns jeweils auf komplett andere Weise mit der Energiequelle. Ich respektiere jedoch beide so sehr, dass ich sowieso nie die Absicht hatte, sie miteinander zu verschmelzen.

Umweltfragen anpacken und die alternative Medizin verbessern

Nachdem ich die religiöse Gruppe verlassen hatte, trat ich in die größte NGO in Japan ein, „Network Chikyu-mura" (Earth Village, Kontakt: www.earthvillage.jp), vertreten von Herrn Yoshiyuki Takagi. Ich wurde Generalsekretär des Büros in Kyoto und arbeitete dafür, dass globale Umweltfragen in Angriff genommen werden. Ich entwickelte das Büro sogar zu einer Unterorganisation namens „Network Mirai GO" (Netzwerk die Zukunft) weiter, die sich die Weiterbildung der Menschheit zum Ziel gesetzt hat. Zur Zeit machen wir vorübergehend keine Veranstaltungen, aber die Organisation ist normalerweise sehr aktiv. Wir haben dort verschiedene Umweltspezialisten als Lehrkräfte eingeladen und Workshops zu Themen wie der Verwendung nützlicher Mikroorganismen, organische Landwirtschaft, gesunde Ernährung oder Makrobiotik veranstaltet. In vier Jahren haben wir mehr als 100 Lehrer eingeladen. Ab und an sind zu größeren Vorträgen bis zu 500 Zuhörer gekommen.

Vor nicht allzu langer Zeit haben wir einen beliebten Tenor mit einer erstaunlichen Lebensgeschichte eingeladen, Tsutomu Arakawa, der blind ist, seit er ein Baby war. Sein Gesang hat die Herzen der Menschen berührt. Wir waren sehr froh, ihn bei uns begrüßen zu dürfen. Dieses „sprechende" Konzert wurde gemeinsam von der NGO „Network Mirai GO" und dem Jikiden Reiki Kenkyukai organisiert. Mit mehr als 600 Besuchern war es ein großer Erfolg. Zukünftig würde ich gerne weitere solche gemeinsamen Veranstaltungen mit dem Network machen und so zugleich Reiki konstruktiv bekannter machen.

Die Erkenntnis, wie wundervoll Reiki ist

In den späten 1990er Jahren erwachte mein Interesse für andere Systeme der alternativen Medizin und ich besuchte Kurse in Chiropraktik und Reflexologie. Ich bekam auch eine Ausbilder-Lizenz vom I.H.M. Inc. (International Hado Membership, Kontakt: www.hado.net) unter Leitung von Masaru Emoto. Herr Emoto ist in Europa sehr bekannt für seine Fotos von Wasserkristallen (darauf werde ich in Kapitel 4 noch genauer eingehen). Durch die Teilnahme an Kursen, wo und wann immer mir das möglich war, wollte ich meine Kenntnisse vertiefen. Es mag sich anhören, als habe ich wenig Konstanz in meinem Tun gezeigt, aber für mich ergibt alles einen ganz klaren Sinn. Ich hatte mit vielen verschiedenen Dingen zu tun, angefangen bei Reiki, dann religiöse Gruppen, die Arbeit an lokalen und globalen Umweltthemen, sowie alternative Medizin. Nach diesem ganzen Umherschweifen kam ich erfrischt zu Reiki zurück. Meine Erfahrungen mit all diesen Techniken haben nur dazu gedient, dass ich Reiki nun noch mehr schätze. Ich habe erkannt, wie einfach und doch wie kraftvoll es ist.

Reiki ist eine sehr wirkungsvolle alternative Heilmethode. Mit Reiki kann man physische Erkrankungen behandeln. Im Falle psychologischer Themen denken die Leute oft, damit könne nur eine Religion fertig werden. Doch Reiki ist auch auf diesem Gebiet sehr wirkungsvoll.

Reiki bietet viele Möglichkeiten. Ich bin der festen Überzeugung, dass es auch erfolgreich im Umweltschutz eingesetzt werden kann, denn es führt uns zu einem natürlicheren Leben. Es freut mich sehr, dass heute immer mehr Menschen meine Meinung teilen. Ich hatte Gelegenheit, diese Personen auf Umweltschutztagen zu treffen und mich mit ihnen auszutauschen, wie auch mit klarsichtigen Medizinern, die an eine ganzheitliche Medizin glauben.

Reiki, das so einfach und wirkungsvoll ist, ohne irgendwelche Hilfsmittel zu benötigen, ist kein alter Schuh aus der Vergangenheit, sondern eine wunderbare und notwendige Behandlungsmethode für dieses neue Jahrtausend. Daran habe ich keinen Zweifel.

Chiyoko Yamaguchis friedliches Hinscheiden im Jahr 2003

Meine Mutter Chiyoko hat ihr ganzes Leben lang, seit sie ein junges Mädchen war, mit Reiki gelebt. Nachdem wir im Jahr 1999 angefangen hatten, in Kyoto Reiki zu unterrichten, war sie bei den Seminaren immer mit dabei. Ich glaube, das muss für sie in ihrem hohen Alter wirklich hart gewesen sein, aber bis im Juni 2003, zwei Monate vor ihrem Tod, kam sie immer in die Seminare, um den Teilnehmern Reiju zu geben.

Sie reiste sogar jeden Monat mit mir für die Seminare nach Tokyo, für eine 80-jährige Dame gar nicht so einfach. Die Reise im Zug von Kyoto nach Tokyo ist ziemlich lang, aber die Seminarteilnehmer waren sehr froh, von ihr Reiju zu bekommen, und meine Mutter wollte sie nicht enttäuschen. Ich war besorgt, weil sie nach jedem Seminar sehr erschöpft war, deshalb schlug ich ihr vor, ohne sie nach Tokyo zu fahren. Zuerst nickte sie, doch dann zog sie ihre Zustimmung direkt wieder zurück: „Ich fahre nach Tokyo, solange mein Körper mitspielt!" Ich sagte ihr, sie müsse nicht nach Tokyo fahren, denn diejenigen, die unbedingt Reiju von ihr haben wollten, könnten dafür auch nach Kyoto kommen. Aber sie war in diesem Punkt wirklich hartnäckig und wollte nichts mehr davon hören.

Sie beschloss jedoch, besser auf ihre Gesundheit zu achten, wenn sie unterwegs war. Von der nächsten Tokyo-Reise an nahm sie einen kleinen Reiskocher mit, um sich ihren Reisbrei selbst zu kochen. Das würde gut für ihren Magen sein, denn Essen und Wasser in Tokyo waren für sie sehr anders und sie gewöhnte sich nie daran. Nach dem Seminar ging sie zurück ins Hotel und kochte sich ihr einfaches, aber gesundes Mahl. Später fand ich heraus, dass ihr Magen in dieser Zeit schon nicht gut funktionierte. Es tut mir leid, dass ich ihr Problem nicht damals schon erkannte. Sie hat nie etwas darüber gesagt, was sehr typisch für sie war. Sie wollte nie, dass andere sich um sie Sorgen machten. Bis Mai 2003 setzte sie ihre monatlichen Reisen nach Tokyo fort. Ich respektiere sie sehr dafür, dass sie nie über diese Reisen geklagt hat, obwohl es sehr anstrengend für sie gewesen sein muss. Sie sagte immer, sie wolle die Seminarteilnehmer nicht enttäuschen. Das mag der Hauptgrund gewesen sein, aber ich hatte den Verdacht, dass sie vielleicht ihrem Sohn (mir!) nicht genug als Lehrer vertraute und mir das Seminar doch noch nicht ganz überlassen wollte.

Zum letzten Mal nahm sie im Juni 2003 in Kyoto an einem Seminar teil. Bis dahin ging es ihr gut und sie hatte noch vor, zum Seminar in Tokyo im nächsten Monat mitzukommen. Doch als wir unser Gepäck vorbereiteten, sagte sie, sie hätte unerträgliche Schmerzen in der Gallenblase. Das war ein altes Leiden, das sie mit Anfang 60 schon einmal gehabt hatte, und sie hatte es fast vergessen. Dank Reiki konnte sie damals die Operation umgehen. (Sie wollte ihre Gallenblase behalten, denn sie hatte gehört, dass sie sonst kein öliges Essen mehr essen dürfte. Sie liebte fettig gebratene Speisen wie Tempura wirklich!) Diesmal gab sie sich wieder selbst Reiki und der Schmerz ließ weitgehend nach, weshalb sie die Reise nach Tokyo nicht absagen wollte. Ich musste sie überreden, zuhause zu bleiben. Die Schmerzen müssen wohl wieder schlimmer geworden sein, denn schließlich stimmte sie mir in letzter Minute zu.

Als ich aus Tokyo zurückkam, erfuhr ich, dass meine Mutter schon im Krankenhaus war. Sie wollte, dass ich mich ganz auf das Seminar konzentriere, deshalb hatte sie meiner Familie aufgetragen, mir nichts zu sagen, bis ich wieder zurück in Kyoto war. Sie dachte, das Krankenhaus bald wieder verlassen zu können, und bat mich, den anderen nicht zu sagen, dass sie im Krankenhaus sei, damit sie sich keine unnötigen Sorgen machten. Doch sie schien unter großen Schmerzen zu leiden und der Arzt schlug ihr eine Operation vor. Ich war wirklich nicht sicher, was wir tun sollten, denn ich hatte noch lebhaft in Erinnerung, dass meine Mutter immer gesagt hatte, sie wolle nie operiert werden und lieber natürlich sterben. Einige meiner Familienangehörigen überlegten, ob wir vielleicht der modernen Medizintechnologie eine Chance geben sollten. Doch bevor wir noch zu einem Entschluss kommen konnten, stellte ihr Arzt fest, dass Leber und Herz zu geschwächt waren, um eine größere Operation zu überstehen. Ich war wirklich überrascht, als ich hörte, wie ernst ihr Zustand war, wenn ich daran dachte, was für ein Leben sie bis zu dem Krankenhausaufenthalt geführt hatte. Danach wurde sie immer schwächer. Obwohl ich nichts sagte, fanden einige heraus, dass sie krank war, und kamen ins Krankenhaus, um ihr Reiki zu geben. Das zeigte ihr, wie gesegnet sie war. Sie war diesen Menschen, die ihr helfen wollten, sehr dankbar. Viele ihrer Schüler schickten ihr jeden Tag um 10 Uhr vormittags Fern-Reiki. Sie freute sich immer darauf, das zu spüren.

Trotzdem teilte uns ihr Arzt mit, dass sie nicht mehr lange leben würde. Meine Mutter fühlte das auch selbst, besonders, wenn sie ihre Verwandten und Enkel anblickte, die von weither in ihr Krankenzimmer gekommen waren. Doch sie schien sich mehr Sorgen um die Reiki-Seminare zu machen als um ihre eigene Gesundheit. Jedes Mal, wenn ich sie besuchte, sagte sie mir, was ich zu tun habe: „Du musst hier nicht nach mir sehen. Geh nach Hause und bereite dich für die Seminare vor!“ „Sag wegen mir keine Seminare ab!“ Sie sagte mir auch, ihr Begräbnis solle im kleinen Kreis stattfinden, die Reiki-Schüler sollten nicht damit beunruhigt werden. Selbst in so kritischem Zustand sorgte sie sich mehr um die anderen als um sich selbst.

Ihr letzter Moment kam sehr friedlich, ohne dass sie irgendwelche Narben von Skalpellen erhielt. Sie entschlief im Kreise ihrer Lieben. Ich führte ihre Hand zu jedem ihrer Enkel, so dass sie ihnen eine letzte Reiju geben konnte. Ich bin sicher, das war die beste Art für sie als lebenslange Reiki-Praktizierende, um ihr Leben abzuschließen. Ich wünschte mir, sie hätte länger gelebt, aber ihr schönes und friedliches Hinscheiden hat mich auch tief berührt.

Obwohl meine Mutter mich gebeten hatte, die Bestattung im kleinen Kreis durchzuführen, beschloss ich, ihr einen öffentlichen Rahmen zu geben. Einer der Teilnehmer an der Zeremonie hatte eine Vision meiner Mutter, wie sie neben mir stand und sich vor jedem zum Gruß verneigte und alle bat, mich und Jikiden Reiki zu unterstützen. Ich war sehr froh, als ich das hörte, und ich musste lächeln, denn das war sehr typisch für sie.

Sie entschlief in den frühen Morgenstunden des 19. August 2003. Für diesen Tag war ein Seminar in Kyoto vorgesehen. Wie sie mir aufgetragen hatte, sagte ich das Seminar nicht ab, obwohl ich jedes Mal, wenn ich meine Mutter erwähnte, fast in Tränen ausbrach. Einige der

Teilnehmer sagten mir, sie haben die Reiju meiner Mutter gefühlt. Als mein guter Freund Frank Arjava Petter die Nachricht hörte und mich am nächsten Tag aus Deutschland anrief, erzählte er mir, dass auch er sie in seinem Seminar dort gespürt hatte.

Ich bin sicher, sie wacht immer über mich. Sie wird im Traum mit mir sprechen, wenn ich etwas falsch mache.

Danke, Mutter.

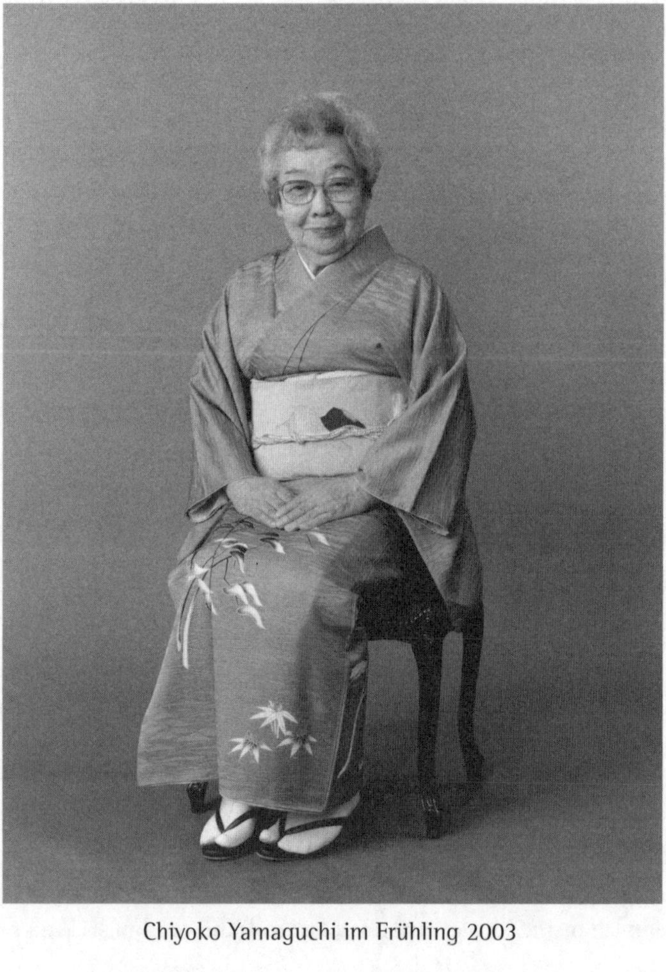

Chiyoko Yamaguchi im Frühling 2003

Kapitel 3:

Reiki-Grundwissen

Erwachen zu Reiki – Usui Senseis Erleuchtung

Im letzten Kapitel ging es hauptsächlich um die Erfahrungen meiner Mutter und unserer Familie mit Reiki. In diesem Kapitel möchte ich die Reiki-Geschichte in größerem Rahmen beleuchten, auf der Grundlage der Materialien, über die wir in der Familie meiner Mutter verfügen.

Mikao Usui Sensei, der die Reiki Ryoho (Reiki-Heilmethode) erschaffen hat, wurde am 15. August 1865 in Taniai Mura (heute Miyamacho), Yamagata-gun, Gifu geboren. Er stammt von der Familie von Chiba Tsunetane[8] ab. In jungen Jahren reiste Usui Sensei ins Ausland, um Erfahrungen und Wissen zu sammeln. Er war nicht reich und musste haushalten und sparen, um durchs Leben zu kommen. Er wechselte oft seinen Beruf und ging verschiedenen Tätigkeiten nach wie Beamter, kaufmännischer Angestellter, Journalist, Sekretär eines Staatsmannes und selbst als Missionar und Geistlicher für Gefängnisinsassen.

Dank dieser Erfahrungen konnte er die Welt aus verschiedenen Perspektiven betrachten und stellte sich schließlich die bedeutsame Frage: „Was ist der wirkliche Sinn des Lebens?"

Nachdem er lange tief darüber nachgedacht und reflektiert hatte und sich mit Geschichte, Medizin, Buddhismus, Christentum, Psychologie,

Askese, Wahrsagerei und Physiognomik beschäftigt hatte – um nur einiges zu nennen – kam Usui Sensei zu dem Schluss: „Das höchste Ziel im Leben ist, An-Jin Ryu-Mei[9] zu erreichen, bzw. den Zustand vollständigen Geistesfrieden."

Dies führte ihn zu dem Entschluss, Zen-Buddismus zu lernen, um so diesen höchsten Geisteszustand zu erreichen. Doch obwohl er drei Jahre lang asketisch lebte, konnte er die Erleuchtung nicht vollbringen. Er war so verzweifelt, dass er beschloss, seinen verehrten Zen-Meister um Rat zu fragen, wie er üben konnte, um zu erlangen, wonach er sich so sehr sehnte. Sein Meister antwortete ihm unverzüglich: „Nun, vielleicht solltest du den Tod erleben." Diese Antwort überraschte ihn sehr, und er fragte sich, ob es das gewesen sein sollte – vielleicht waren seine Tage gezählt.

Im März 1922 gab Usui Sensei sein Leben also auf, zog sich auf den Kurama-Berg (knapp außerhalb von Kyoto) zurück und begann zu fasten. Dieses Fasten war keine Übung, wie es oft in Büchern über Reiki heißt, die in westlichen Ländern veröffentlicht werden. Er tat es schlicht und einfach als Vorbereitung auf den Tod.

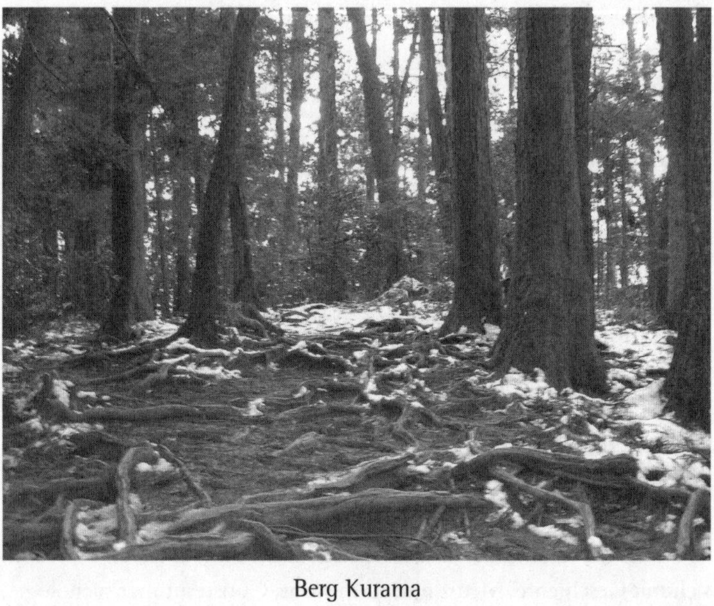

Berg Kurama

Eines Mitternachts nach seiner dritten Fastenwoche verspürte er plötzlich einen kraftvollen Schlag in der Mitte seines Gehirns, als wäre er vom Blitz getroffen worden. Er wurde ohnmächtig. Nach einigen Stunden kam er wieder zu sich und sah die Sonne aufgehen. Zu seiner Überraschung fühlte er sich auf eine Art und Weise erfrischt, wie er es nie zuvor gefühlt hatte. Während des Vorfalls war die göttliche Reiki-Energie in seinen Körper und seine Seele gedrungen. Als die kosmische Energie und seine eigene Energie in Resonanz traten, erkannte er: „Das Universum ist ich – ich bin das Universum." Endlich hatte er die Erleuchtung erlangt, nach der er so lange gesucht hatte.

Gründung und Verbreitung der Usui Reiki Ryoho

Als Usui Sensei begriff, dass er die Erleuchtung erlangt hatte, rannte er voller Freude den Berg hinunter. Auf dem Weg stolperte er über einen Stein und riss sich den Zehennagel auf. Er legte seine Hand darauf, und zu seiner Überraschung verschwand der Schmerz, die Blutung stoppte und der Zeh war geheilt. Er war so verblüfft, dass er zurück in den Zen-Tempel lief und seinem Meister, der ihm einst geraten hatte, zu sterben, die Neuigkeiten erzählte. Der Zen-Meister bestätigte ihm: Usui Sensei hatte auf dem Kurama-Berg die Erleuchtung erreicht. Außerdem sagte er zu Usui Sensei, er solle Menschen heilen mit der Heilkraft, die er auf seinem Weg den Berg hinab entdeckt hatte. Und durch die Heilung solle er sie zur Erleuchtung führen. Usui Sensei war völlig überzeugt davon.

Zurück in seinem Haus probierte er die Heilkraft an seiner Familie aus. Da er großartige Ergebnisse erzielte, erwuchs in Usui Sensei der Wunsch, diese segensreiche Energie auch mit anderen zu teilen. Nachdem er eine Weile ausprobiert und seine Arbeit weiterentwickelt hatte, begründete er eine Methode, die es ihm möglich machen würde, diese wundervolle Fähigkeit an andere weiterzugeben. Seine Methode nannte er „Shin-Shin Kai-Zen Usui Reiki Ryo-Ho" oder „Die Usui-Behandlungsmethode zur Verbesserung von Körper und Geist".

Im Monat nach seiner Erleuchtung auf dem Berg Kurama zog Usui Sensei nach Aoyama-Harajuku in Zentral-Tokyo und eröffnete die „Usui Reiki Ryoho Gakkai" (Studieninstitut für die Usui-Reiki-

Heilmethode). Er begann zu unterrichten und seine Seminare wurden sehr populär.

Ich möchte an dieser Stelle einen Auszug aus dem „Reiki Ryoho no Shiori“ vorstellen, veröffentlicht von der Usui Reiki Ryoho Gakkai. Damit können Sie die Atmosphäre jener Zeit erahnen.

Die Antworten stammen von Usui Sensei.

Frage: Was ist Usui Reiki Ryoho?

Antwort: (erste Hälfte der Antwort weggelassen) Der Zweck der Usui Reiki Ryoho ist es, den Menschen zu helfen, ein friedliches und glückliches Leben in physischer und psychischer Gesundheit zu führen und das Glück der Leute in ihrem Umfeld zu vergrößern, indem man sie von ihren gesundheitlichen Beschwerden heilt.

Frage: Welche Krankheiten lassen sich mit Hilfe der Usui Reiki Ryoho heilen?

Antwort: Jegliche Krankheiten, ob physisch oder psychologisch bedingt, können mit der Usui Reiki Ryoho geheilt werden.

Frage: Heilt die Usui Reiki Ryoho nur Krankheiten?

Antwort: Nein, sie heilt nicht nur Krankheiten des physischen Körpers, sondern auch Beschwerden mit psychologischem Hintergrund wie Traumata. Auch weniger schwere psychologische Symptome wie Schüchternheit, Unentschlossenheit, Nervosität etc. können geheilt werden. Wenn diese Probleme behoben sind, findet man in sich selbst den Geisteszustand von Buddha oder Gott und wird frei, andere zu heilen. So macht man sich selbst und andere glücklich.

Frage: Stehen solche Heilkräfte nicht nur auserwählten Personen zur Verfügung? Kann man das erlernen?

Antwort: Alle Lebewesen besitzen diese unglaubliche Fähigkeit. Pflanzen, Bäume, Insekten, Tiere und Menschen. Da wir Menschen die Krönung der Schöpfung sind, haben wir die größte Kraft. Die Usui Reiki Ryoho gibt dieser Kraft nur eine Form und macht sie für jeden nutzbar.

Frage: Heißt das, jeder kann in die Usui Reiki Ryoho eingeweiht werden?

Antwort: Ja. Jeder, der über gesunden Menschenverstand verfügt, kann diese spirituelle Fähigkeit erlangen, die eigenen Krankheiten und die anderer zu heilen. Nach wenigen Tagen der Einstimmungen kann es jeder. Es spielt keine Rolle, ob man ein Mann oder eine Frau, ein großer Gelehrter oder gar ein Analphabet ist. Ich habe bis zum heutigen Tag mehr als tausend Personen eingeweiht, und keiner hätte es nicht gekonnt, nachdem er den *Shoden*-Kurs abgeschlossen hat. Es ist nur natürlich, dass Sie zweifeln, wie es möglich sein kann, eine derartige Fähigkeit zu erlangen. Für Normalsterbliche wird es als sehr schwer angesehen, Krankheiten zu heilen. Darin liegt gerade die Schönheit der spirituellen Heilmethode, die ich erschaffen habe. Sie macht das möglich.

Ich hoffe, das hilft Ihnen, Usui Senseis Sicht des Reiki zu verstehen.

In jener Zeit wurde Reiki von der Usui Reiki Ryoho Gakkai im Rahmen von Syuyo-kai gelehrt. Heute nennen wir das „Seminar“. Die Teilnehmer erhielten Reiju bzw. Einstimmungen. Und die Schüler wurden trainiert, ihre spirituelle Entwicklung durch die Heilung ihrer selbst und anderer voranzutreiben. Reiki Ryoho wurde in drei Stufen unterrichtet: Shoden, Okuden und Shinpiden.

Im September 1923 brach in der Gegend von Tokyo das Große Kanto-Erdbeben aus. Viele Menschen wurden verletzt. Usui Sensei eilte in die zerstörten Gebiete, um die Opfer mit Reiki zu behandeln. Um viele Menschen gleichzeitig behandeln zu können, benutzte er zusätzlich zu den Händen auch Augen und Füße.

Die Usui Reiki Ryoho Gakkai wuchs als Organisation schnell und ihr Zentrum wurde zu klein. Deshalb errichteten sie im Februar 1925 ein neues, größeres in Nakano, Tokyo. Ihr Ruf verbreitete sich von Stadt zu Stadt im ganzen Land und vielerorts wurden Zweigstellen gegründet. Usui Sensei reiste auf Anfrage viel, um Reiki bekannt zu machen. Am 9. März 1926 brach er in Hiroshima auf einer seiner Werbereisen für Reiki zusammen und starb ziemlich überraschend.

Die Usui Reiki Ryoho Gakkai heute

Usui Sensei soll zwischen 1922 und 1926 etwa 2000 Schüler gehabt haben. Nach seinem Tod führten seine wichtigsten Schüler seine Organisation weiter, die Usui Reiki Ryoho Gakkai, kurz „die Gakkai".

Einige dieser Schüler gehörten der Marine an. Der zweite Präsident der Gakkai, Herr Juzaburo Ushida, und der fünfte, Herr Toyoichi Wanami waren Vizeadmiräle in der Marine. Der dritte Präsident Herr Kanichi Taketomi war Konteradmiral. Herr Chujiro Hayashi, der meiner Mutter Reiki beibrachte, war Hauptmann. In der Marine wurde Reiki sehr geschätzt, denn es war nützlich für lange Seereisen. Auf den Kriegsschiffen gab es nicht viel Platz für medizinische Gerätschaften. Anstelle anderer medizinischer Hilfsmittel benutzten sie Reiki.

Doch nachdem Japan den Krieg verloren hatte, erwies sich diese Verbindung zwischen Reiki und der Marine als kontraproduktiv. Es gab Restriktionen für die Aktivitäten der Gakkai. Die General Headquarters (GHQ) der USA beschlossen, jegliche östliche Medizin zu verbieten und zwangen die Japaner, nur noch die moderne westliche Medizin zu nutzen. Die Gesellschaft für Akupunktur betrieb Lobbyarbeit gegen die GHQ, und einige andere Gruppierungen traditioneller Volksmedizin gewannen Prozesse und erhielten so das Recht zurück, ihre Therapien auszuführen. Reiki hingegen musste seine offiziellen

Aktivitäten aufgrund der Verbindungen zur Marine einstellen. So schloss die Gakkai ihre Türen praktisch für die Öffentlichkeit.

Sie existiert noch heute und soll zwischen 300 und 400 Mitgliedern haben. Es ist jedoch sehr schwierig, dort Mitglied zu werden, wenn man nicht von jemandem eingeführt wird, der selbst schon Mitglied ist. Und man muss die einhellige Zustimmung der ganzen Organisation finden. Es heißt auch, den Mitgliedern sei es nicht einmal erlaubt, Nicht-Mitgliedern Reiki-Behandlungen zu geben. Die Gakkai scheint heute sehr anders zu sein als zu Usui Senseis Zeiten. Diese Veränderungen waren wohl unvermeidlich, wenn man die Geschichte betrachtet.

Chujiro Hayashi Sensei und das Hayashi Reiki Kenkyukai (Institut)

Usui Sensei bildete 20 Shihans[10] aus. Es war, als hätte er gewusst, dass er nicht mehr lange zu leben hatte, und als hätte er für Nachfolger sorgen wollen. 19 der 20 Shihans trafen sich am 16. Januar 1926 für eine Reiju kai (Einstimmungs-Sitzung). Es sollte das letzte Treffen im Beisein von Usui Sensei sein. Bald darauf starb er.

Einer der Teilnehmer war Chujiro Hayashi Sensei, der verehrte Lehrer meiner Familie. Ich veröffentliche in diesem Buch erstmals das wertvolle Photo jenes Treffens. Es beweist, dass es zu Usui Senseis Lebzeiten 20 Shihans gab. Hayashi Sensei ist der jünger aussehende Mann am linken Ende der ersten Reihe (er war mit 47 Jahren der jüngste von allen).

Hayashi Sensei wurde am 15. September 1879 in Tokyo geboren. Er nahm am Russisch-Japanischen Krieg 1904 teil und wurde 1918 zum Kommandeur der Verteidigungsstation von Port Ominato ernannt. Er war Marinearzt und erreichte den Status eines Hauptmanns in der Marine.

Hayashi Sensei wurde von Usui Sensei 1925 zum Shihan eingeweiht und zertifiziert. Er durfte fortan den gesamten Reiki-Kurs unterrichten. Usui Sensei ermutigte Hayashi Sensei, weiter zu forschen und seine medizinischen Kenntnisse einzubringen. Hayashi Sensei gründete dann sein eigenes Institut, das Hayashi Reiki Kenkyukai. Es war unabhängig von der Usui Reiki Ryoho Gakkai und hatte zum Ziel, Reiki weiter zu verbreiten. Bevor der Krieg ausbrach, praktizierte Hayashi Sensei Reiki in seiner eigenen Praxis in Shinana-Cho, Tokyo. Seine Praxis war relativ groß, es gab acht Reiki-Tische und 16 Behandler, und auch sonst war Hayashi Sensei sehr aktiv. Wie ich schon in Kapitel 2 erwähnt habe, hielt er monatlich Reiju-kai (Einstimmungs-Sitzungen) in Osaka und Tokyo. Auf Einladung reiste er auch an andere Orte.

Ich möchte gerne ein wertvolles Zeitzeugnis von damals vorstellen. Es ist ein Zeitungsartikel mit einem Interview mit Herrn Shou Matsui (1870–1933), einem erstklassigen Theaterschriftsteller aus der ersten Hälfte des 20. Jahrhunderts.

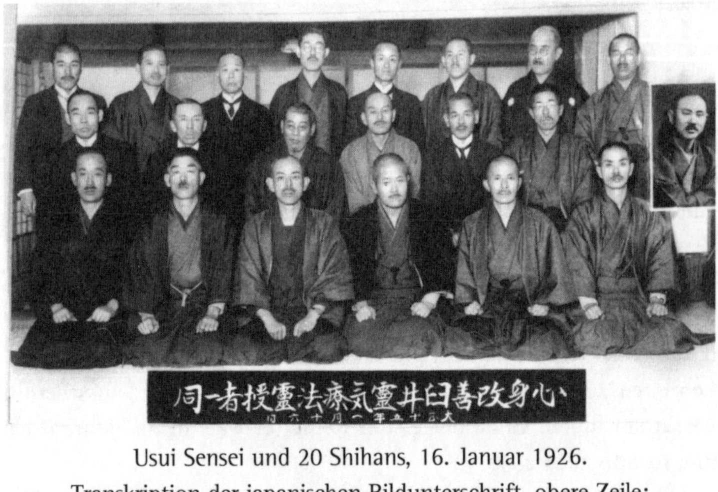

Usui Sensei und 20 Shihans, 16. Januar 1926.
Transkription der japanischen Bildunterschrift, obere Zeile:
Shin Shin Kai Zen Usui Reiki Ryoho Reiju-sha Ichido
(Reiju-sha Ichido: Alle Mitglieder, die Reiju geben dürfen),
untere Zeile: Taisho 15 nen 1 gatsu 16 nichi, 16. Januar 1926
(Taisho ist die Ära nach der Meiji-Zeit).

In dem Interview mit dem Titel „Eine Behandlungsmethode, die alle Krankheiten heilt", spricht Herr Matsui über Reiki und erwähnt auch Hayashi Sensei.

„Chujiro Hayashi, ein eifriger, warmherziger Marinekapitän, der so aussieht, als sei er zum Reiki-Praktizierenden geboren, hat mich in Reiki eingeweiht. Hayashi Sensei behandelt vormittags Patienten mit Reiki und hält an fünf Tagen im Monat Seminare ab, um Reiki-Einweihungen zu geben." (aus „Sunday Mainichi", 4. März 1928)[11]

Das ist nur eine kurze Notiz über Hayashi Sensei, aber es zeigt den Tätigkeitsbereich des Hayashi Reiki Kenkyukai.

Ich habe gehört, es gebe unterschiedliche Ansichten darüber, wie Hayashi Sensei gestorben sei. Viele fragen sich, ob er wirklich Selbstmord begangen hat, wie es in manchen Büchern heißt. Es stimmt tatsächlich, er hat Selbstmord begangen, aber das war im Grunde ein ehrenvoller Tod. In der kritischen Zeit vor Kriegsausbruch war er nach Hawaii gereist. Als hochrangiger ehemaliger Marineoffizier war das sehr riskant. Er muss das gewusst haben, war aber so entschlossen, dass er bereitwillig sein Leben aufs Spiel setzte. Als die japanischen Marinebehörden vor dem Angriff auf Pearl Harbor von ihm Informationen über Hawaii verlangten, wollte er nicht kooperieren. Er wusste, dass ihm dafür eine harte Strafe drohte und sich das auch auf seine Familie auswirken würde. Deshalb wählte er den Ehrentod.

Nach seinem Tod am 11. März 1940 übernahm seine Frau, Chie Hayashi, die Hayashi Reiki Kenkyukai. Sie besuchte auch anstelle ihres Mannes viele andere Städte, u. a. kam sie mehrmals im Jahr zur Daishoji-Zweigstelle in Ishikawa, der Heimatstadt meiner Familie. 1941 wurde dort eine Gedächtnisfeier für Hayashi Sensei gehalten, dies wurde in den nächsten Jahren zur alljährlichen Tradition.

Nach dem Ende des Zweiten Weltkriegs setzte Chie Hayashi Sensei ihre Besuche in Daishoji zeitweilig aus. 1950 nahm sie sie wieder auf. Auch in der Zeit, als sie nicht kam, gaben die ansässigen Shihans weiter Reiju-kai (Einstimmungs-Sitzung). Die meisten Teilnehmer an diesen Sitzungen sind bereits verstorben.

Hayashi Sensei hatte zwei Kinder, die ihm aber nicht in seiner Organisation nachfolgten. In ihrer Kindheit muss Hayashi Sensei fast immer unterwegs gewesen sein, um Reiki zu verbreiten, weshalb sie sich sicher einsam gefühlt haben. Das mag einer der Gründe sein, warum sie nicht bereit waren, das Institut ihres Vaters fortzuführen. Nach Chie Hayashi Senseis Tod wurde das Hayashi Reiki Kenkyukai nicht weitergeführt.

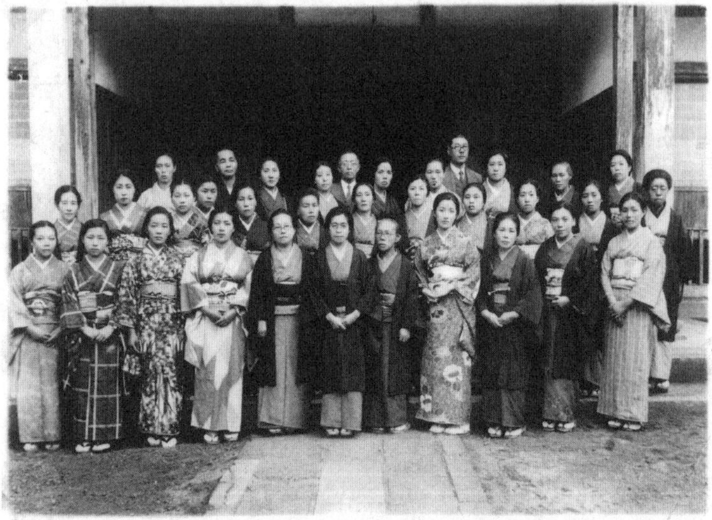

Bei der Gedenkfeier für Hayashi Sensei, um 1942.
In der Mitte Chie Hayashi Sensei. Chiyoko Sensei steht in der ersten Reihe links, sie hatte von Hayashi Sensei schon die Erlaubnis erhalten, Reiju zu geben.

Hayashi Senseis Vorträge in den Reiki-Seminaren

Meine Mutter erinnerte sich sehr gut an Hayashi Senseis Vorträge in den Seminaren. Sie hatte noch lebhaft in Erinnerung, dass Hayashi Sensei sich bemühte, seine Vorträge gut verständlich zu gestalten. Selbst für ein junges Mädchen, wie meine Mutter es damals war, funktionierte das gut. Er verwendete nicht zu viel Zeit auf die Theorie, sondern widmete sich lieber intensiv den praktischen Übungen und Reiki-Behandlungen. Er spornte die Teilnehmer an, Sensibilität in ihren Händen zu entwickeln, und gab ihnen Ratschläge dafür. Das zeigt, dass Hayashi Sensei – wie auch Usui Sensei – mehr Wert auf die Praxis als auf die Theorie legte.

Während des Seminars machte sich meine Mutter Notizen und las sie immer wieder, wenn sie mit ihrer Familie Reiki übte. Hayashi Senseis Vorträge zu verstehen fiel ihr nicht schwer, denn sie hatte die Inhalte schon gehört, wenn ihr Onkel und ihre Tante anderen Leuten Reiki erklärten.

Unglücklicherweise gingen ihre Aufzeichnungen auf der langen Rückreise aus der Mandschurei verloren. An die Kernpunkte der Seminare erinnerte sie sich aber noch ganz genau. Jetzt möchte ich davon sprechen, was Hayashi Sensei in seinen Seminaren unterrichtete.

❃ *Krankheiten heute mit komplizierteren Symptomen*

Kami (göttliches Wesen) oder die universale Absicht haben eine „vollkommene" Welt für die Menschen geschaffen, die als Krönung der Schöpfung gelten. Mit der Entwicklung der Zivilisation leben wir heute bequemer und viele von uns müssen sich über Nahrung, Kleidung oder ein Dach über dem Kopf keine Sorgen mehr machen. Trotzdem ist es offensichtlich, dass wir heute mehr Probleme als je zuvor haben, die wir nicht selbst lösen können. Die psychologischen Probleme sind schlimmer geworden, und die körperlichen Beschwerden komplizierter. Es gibt viele tödlich verlaufende Krankheiten, die trotz der Weiterentwicklung der medizinischen Wissenschaft von der Schulmedizin nicht geheilt werden können.

❃ *Der „natürliche Heilungsprozess"*

Der Mensch verfügt über einen eigenen natürlichen Reinigungsprozess bzw. eine Heilkraft, mit der er sich selbst von seinen Krankheiten heilen kann – denn die Krankheiten an sich sind nicht schädlich. Bei einer Erkältung haben wir Fieber, und die durch das Fieber erzeugte Hitze tötet alle Bakterien und entfernt die Giftstoffe dann über einen natürlichen Ausscheidungsprozess aus unserem Körper. Deshalb wird dies als „natürlicher Reinigungsprozess" betrachtet. Heute nehmen wir oft fälschlicherweise an, dass wir uns ganz von einer Krankheit erholt haben, obwohl eigentlich nur die Schmerzen durch die Medikamente gelindert worden sind.

Anregung des natürlichen Heilungsprozesses durch Reiki

Es ist viel wichtiger, sich durch den natürlichen Heilungsprozess von den zugrundeliegenden Problemen zu befreien, als uns nur auf Medikamente zu verlassen. Jedoch sind die natürlichen Heilkräfte der meisten Menschen in unserer modernen Welt nicht in der Lage dazu, wirksam zu funktionieren.
Reiki-Praktizierende empfangen Energie vom Universum, die durch das Auflegen der Hände verstärkt und an den Patienten weitergegeben wird. Mit einfachen Worten: Reiki weckt die natürlichen Heilkräfte, die in uns allen schlummern, die wir aber nicht anzapfen.

Metaphern, die Hayashi Sensei in seinen Vorträgen benutzte

1. Der schlammige Fluss
Hayashi Sensei benutzte oft das Bild eines „schlammigen Flusses", wenn er den natürlichen Reinigungsprozess erklärte.
Blickt man auf eine Wasseroberfläche, sieht sie sauber und klar aus. Wenn man das Wasser jedoch aufrührt, wird der Schlamm vom Boden an die Oberfläche getragen und macht das Wasser trübe und schmutzig. Entfernt man den Schlamm, der an der Oberfläche schwimmt, wird der Fluss wieder klar aussehen, obwohl einiger Schlamm auf den Boden zurückgesunken ist. Wenn man diesen Vorgang oft genug wiederholt, wird der schlammige Fluss schließlich als klarer Fluss neu geboren.
Ebenso rührt Reiki abgelagerte Giftstoffe in uns auf und entfernt sie aus unserem Organismus. Nach einer Reiki-Behandlung scheint der Zustand eines Patienten zunächst bisweilen schlechter zu sein, aber dies sollte einem keine Sorgen bereiten, da es sich lediglich um einen Teil des natürlichen Reinigungsprozesses handelt.

2. Wie feinstes Papier
Hayashi Sensei verwendete auch noch eine weitere Metapher. Die Wirkungen von Reiki lassen sich damit vergleichen, langsam Schichten aus feinstem Papier von einer Oberfläche abzulösen, bis

die Genesung vollständig ist. Die unmittelbaren Wirkungen von Reiki bei akuten Störungen sind leicht zu erkennen, doch auch chronische Krankheiten können geheilt werden, selbst wenn es lange dauert. Wenn Sie wissen, wie sich die Arbeit mit dem Byosen (s. u.) anfühlt, werden Sie mir zustimmen, dass die Wirkung von Reiki dem langsamen und behutsamen Abschälen von feinen Papierschichten gleicht, bis das gesunde Wesen freigelegt ist.

病腺
Die Vorträge über Byosen – Ansammlungen von Giftstoffen spüren

Hayashi Sensei hielt auch Vorträge über Byosen, ein sehr wichtiges Element der Reiki-Praxis. Ich werde jetzt erklären, worum es dabei geht.

Der Begriff Byosen besteht aus zwei Schriftzeichen, 病 Byo und 腺 Sen. Byo bedeutet „krank“ oder „giftig“. Sen ist eine „Ansammlung“, die Körperflüssigkeiten blockiert. Somit bezeichnet Byosen eine Ablagerung von Giftstoffen, oder eine Verdichtung, die die bereits stagnierenden Körperflüssigkeiten noch stärker einschränkt. Dieser Teufelskreis führt dazu, dass die Verhärtung sich auf andere Körperteile ausdehnt und so für ein schlechtes inneres Klima sorgt, das uns anfälliger für Krankheiten macht.

Meist beginnt Byosen in der Nierengegend und dehnt sich zwischen den Schulterblättern, an den Schultern, in den Achselhöhlen, am Hals und generell allen Gelenken aus. Viele von uns haben steife Schultern, aber wir nehmen dieses Problem nicht ernst genug. Solche kleineren Einschränkungen tun wir leichtfertig ab und treffen keine Vorsorge dagegen. Dabei sind es in Wirklichkeit frühe Anzeichen für Krankheiten, die unser Körper aussendet.

Spezifischer gesagt bezeichnet Byosen die Bereiche, wo sich Toxine (für gewöhnlich Milchsäure oder Salpetersäure) ansammeln. Normalerweise geschieht dies in den Bereichen unseres Körpers, die wir jeden Tag viel benutzen, wie Gelenke, Nacken, Schultern und innere Organe. Die Giftstoffe verkleben aneinanderliegende Muskeln und Organe und schränken dadurch ihre Funktionsfähigkeit ein. Für die Auflösung dieser Toxinansammlungen wird Energie gebraucht, und mit unseren Händen können wir die bedürftigen Bereiche aufspüren.

Nachdem Sie Reiju (Einstimmung) empfangen haben, werden Sie in Ihren Händen einzigartige Empfindungen wahrnehmen, wenn Sie sie auf ein Körperteil legen, in dem der Byosen sitzt. Das funktioniert sowohl bei Ihnen selbst als bei anderen. Durch die Wirkung von Reiki werden sich die Empfindungen allmählich verändern, und im gleichen Maße werden sich die Verhärtungen im Körper lösen. Byosen hat Scheitel- und Tiefpunkte und ist in fünf Stufen unterteilt.

Byosen-Stufen

Wenn Sie Ihre Hände auf eine Stelle mit Byosen legen, spüren Sie …

*1. **On-Netsu** (Wärme)*
Wenn Sie Ihre Hände auf einen verspannten Körperteil des Empfängers legen, spüren Sie Wärme in den Händen (1. Stufe), die leicht über der normalen Körpertemperatur liegt.

*2. **Atsui-On-Netsu** (intensive Hitze)*
Darauf folgt intensivere Hitze (2. Stufe).

*3. **Piri-Piri Kan** (Kribbeln)*
Wenn die Belastung im Körper noch schwerwiegender ist, spüren Sie in den Handflächen oder in den Fingerspitzen ein kribbelndes Gefühl. Dieses Gefühl verstärkt sich bis zu einem Höhepunkt und wird dann langsam wieder schwächer. In einer Behandlung von 60–80 Minuten kann man zwei oder drei Mal einen solchen Höhepunkt fühlen, als würde man mehrmals einen Berg erklimmen. Jedes Mal wird es etwas leichter und der Scheitelpunkt ist niedriger. Der Empfänger sollte sich langsam besser fühlen.

*4. **Hibiki** (Pulsieren)*
Hibiki oder ein pulsierendes Gefühl in den Händen zeigt an, dass man tatsächlich spüren kann, wie Reiki die Blutgefäße anregt und sie sich ausdehnen und zusammenziehen lässt. Zu diesem Zeitpunkt wird die Blutzirkulation aktiviert und das Blut beginnt gleichmäßiger zu fließen.

5. Itami (Schmerz)

Schmerz teilt dem Praktizierenden mit, dass es sich um einen ernsten Byosen handelt. Je mehr die Hände schmerzen, desto ernster ist das Problem. Der Schmerz kann von der Handfläche zum Handrücken, zum Handgelenk und allmählich bis in den Bereich des Ellbogens wandern. Manchmal hört er hier auf, er kann aber auch die Schulter hochwandern. Wenn der Schmerz nachlässt, klingt auch das kribbelnde Gefühl ab. Manche Praktizierende sind beunruhigt, wenn sie diesen Schmerz fühlen, da sie fürchten, möglicherweise negative Energie vom Patienten aufzunehmen. Das ist jedoch nicht möglich, deshalb sollten Sie sich darüber keine unnötigen Sorgen machen. Wenn Sie die Hände vom Patienten nehmen, wird dieser Schmerz sich direkt lindern, allenfalls kann er gelegentlich noch eine kurze Zeit anhalten.

Manche Leute spüren Byosen gleich nach der ersten Reiju, andere brauchen etwas länger. In Jikiden Reiki-Seminaren können die meisten Teilnehmer nach den drei Kurstagen etwas spüren. Hayashi Sensei ermutigte jeden zur Praxis, um die Hände feinfühliger für Byosen zu machen.

Er legte in seinen Seminaren ganz besonderen Wert auf das Konzept des Byosen. Sie waren zwar mehr auf praktische Übung ausgerichtet als auf theoretische Unterweisungen, doch dieses Thema lag ihm sehr am Herzen. Hayashi Sensei zeigte eine Anatomiekarte, um die Funktionsweise jedes Organs zu erklären und wie Reiki angewandt werden sollte, je nach den Symptomen des Patienten. In Jikiden Reiki-Seminaren erzähle ich den Teilnehmern heute, was meine Mutter einst von Hayashi Sensei gelernt hat. Ich verwende auch Zeit darauf, zu erklären, wie Krankheit beginnt und wie sie geheilt wird, wobei ich das Wissen aus der Behandlungspraxis meiner Mutter und meiner eigenen Erfahrungen weitergebe. Besondere Betonung liegt darauf, wie gut unser Körper strukturiert ist und dass er eine natürliche Reinigungsfähigkeit hat.

Shizen Joka Ryoku – die natürliche Reinigungsfähigkeit unseres Körpers

Unser Körper hat die Fähigkeit, Giftstoffe auf natürliche Weise abzubauen. Wenn sich in unserem Körper viele Giftstoffe angesammelt haben, beginnt er, kleinere Reaktionen und Symptome zu zeigen. Wenn Sie leicht erkranken, z. B. oft eine Erkältung bekommen, sollten Sie das deshalb nicht als schlecht ansehen. Eine Erkältung hilft uns, Giftstoffe auszuscheiden. Dennoch heißt es in Japan, „Eine Erkältung ist die Ursache aller ernsten Krankheiten", und wir neigen dazu, die Symptome lieber in einem frühen Stadium durch Medikamente abzutöten. Durch die Einnahme von Medikamenten stoppen wir unbewusst den natürlichen Reinigungsprozess. Die Medizin heilt nicht wirklich die Erkältung, sie drängt das Problem nur weiter in die Tiefe. Stattdessen wäre es besser, die Aktivierung unseres Immunsystems zuzulassen. Es ist wichtig, leichte Erkrankungen als einen Weg der natürlichen Reinigung für unser System anzusehen.

Dieser natürliche Reinigungsprozess hat zwei Stufen:

1. Auf der ersten Stufe sammelt das Reinigungssystem die Giftstoffe aus dem ganzen Körper ein und legt sie an bestimmten Stellen ab, wo es ein Problem gibt (diese Stellen sind schwächer), oder an Körperteilen, die viel bewegt werden (z. B. den Schultern), um so die spätere Eliminierung der Giftstoffe vorzubereiten. Wenn Sie die Hände auf diese Bereiche legen, wo Giftstoffe angesammelt worden sind, werden Sie eine der Byosen-Stufen spüren können. Das wird als erstes Zeichen für die Reinigung angesehen, deshalb ist es sehr effektiv, an den Stellen, wo Sie etwas Besonderes wahrnehmen, Reiki zu geben. Das kurbelt den natürlichen Reinigungsprozess an.

2. Die zweite Stufe zeigt an, dass es im Körper viele Giftstoffe gibt, die eliminiert werden müssen, nachdem sie sich in gewissen Bereichen (siehe Stufe 1) abgelagert haben. Der Körper bereitet sich auf die Ausscheidung vor. Wenn der Körper gut funktioniert, wird der Betreffende eine Erkältung, Fieber, Übelkeit, Ausschlag, Durchfall oder irgendeine Immunreaktion bekommen. Diese Leiden erlauben

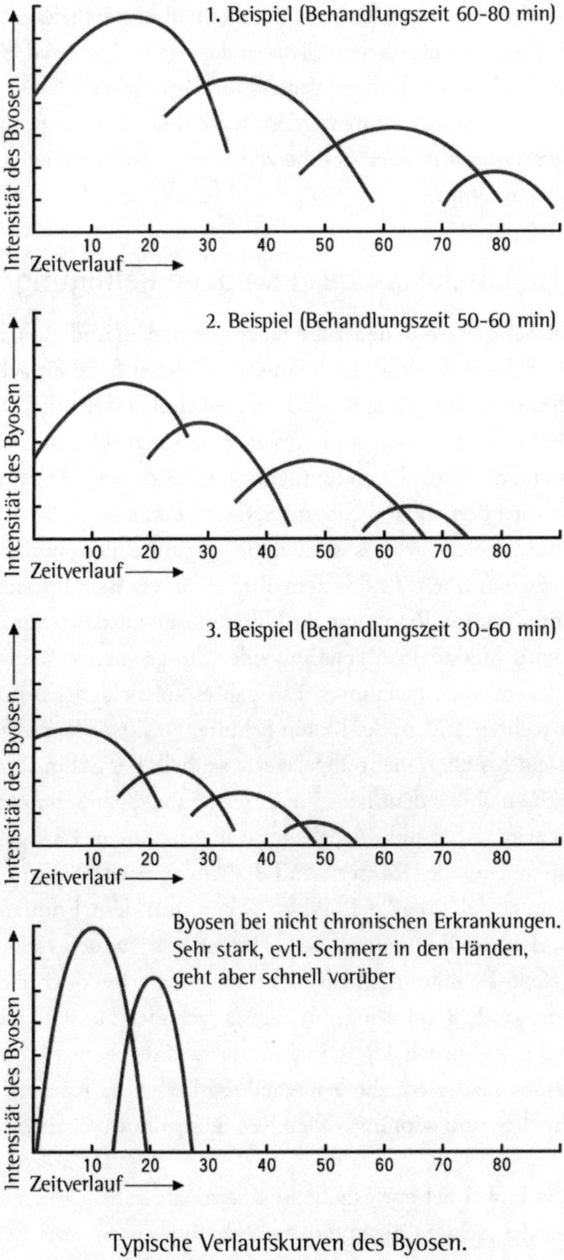

Typische Verlaufskurven des Byosen.
Mit der Praxis werden Sie die Stufen besser einschätzen lernen.

es dem Körper, Giftstoffe aus seinem System auszuscheiden und zur Gesundheit zurückzukehren. Das ist das zweite Zeichen dafür, dass eine Reinigung stattfindet. Wenn dem Körper jedoch Chemikalien (Medikamente) zugeführt werden, wird dieser Prozess gestört, was häufig zu unnatürlichen Schmerzen oder anderen unangenehmen Symptomen führt.

Heikin Joka – ausgewogene Reinigung

Wenn Sie Schmerzen in der rechten Schulter haben und man Sie dort mit Reiki behandelt, wird der Schmerz auf dieser Seite oft gelindert, aber vielleicht beginnt Ihnen nun die linke Schulter wehzutun. Scheinbar ist der Schmerz auf die andere Seite gewandert. Das ist aber nicht so. Während des natürlichen Reinigungsprozesses versucht Ihr Körper zunächst wie oben erklärt, Giftstoffe, die er ausstoßen möchte, anzusammeln. In diesem Prozess werden die Giftstoffe nicht nur in einem Bereich angesammelt, das System Ihres Körpers bemüht sich auch darum, im Zuge der Reinigung die Giftstoffe auszubalancieren. Dieser Prozess wird Heikin Joka genannt, oder „ausgewogene Reinigung". Das heißt, im oben genannten Fall gab es auf beiden Körperseiten – an der rechten und an der linken Schulter – Giftstoffe, rechts hatte sich nur ein bisschen mehr abgelagert, weshalb der Schmerz auf der linken Seite nicht so deutlich spürbar war. Sobald der Schmerz rechts gelindert wird, ist er links deutlicher wahrzunehmen. Dies geschieht in allen Bereichen des Körpers, und deshalb ist es wichtig, auf beiden Körperseiten gleichmäßig Reiki zu geben und dem Empfänger zu erklären, dass der Reinigungs- oder Heilprozess graduell verläuft.

Eine Reiki-Behandlung heilt nicht nur Schmerzen oder oberflächliche Symptome; Reiki dringt bis zur Wurzel oder zum Ursprung der Erkrankung. Es kurbelt den Reinigungsprozess an, ebenso wie es unser Immunsystem aktiviert, die Selbstheilungskräfte des Körpers, die zu einer schnellen und wirkungsvollen Reinigung ohne Nebenwirkungen führen.

Im Abschnitt über Hayashi Senseis Seminare habe ich bereits seine Metapher des „schlammigen Flusses" erwähnt – nach einer Reiki-Behandlung scheinen sich die Symptome des Empfängers oft verschlimmert zu haben. Das ist in Wahrheit der Heilungsprozess, und nicht etwa eine Nebenwirkung. Tief in den Muskeln verborgene Giftstoffe werden von Reiki an die Oberfläche gebracht, um dann ausgeschieden werden zu können, deshalb ist dieser Prozess notwendig.

Sie sollten Ihren Reiki-Patienten sagen, dass diese Dinge auftreten können, und dass es positive Zeichen sind. Sonst machen sie sich vielleicht unnötige Sorgen.

五戒
Gokai – Die fünf Lebensregeln

In der ursprünglichen Reiki-Praxis wurden die Gokai – die fünf Lebensregeln zum Glücklichsein – als ebenso wichtig angesehen wie das Byosen-Konzept.

Traditionell machten die Reiki-Praktizierenden diese fünf Prinzipien zu ihrer grundlegenden Lebensphilosophie und rezitierten sie jeden Morgen und jeden Abend zusammen mit den Lehrgedichten (Gyosei) des Meiji-Kaisers. Diese Praxis unterschied die Reiki-Praktizierenden von anderen Heilern.

Usui Sensei hatte beobachtet, dass Menschen, die eine Krankheit dank einer Reiki-Behandlung überwunden hatten, oft mit neuen Gesundheitsbeschwerden zurückkamen. So wurde ihm klar, dass die Menschen sich, wenn sie völlig gesunden wollten, neben ihrer körperlichen Gesundheit auch um ihre psychische Gesundheit kümmern mussten. Deshalb stellte er diese fünf Lebensregeln auf.

In der Einführung dazu heißt es: „Die geheime Methode, das Glück einzuladen, wunderbare Medizin für alle Krankheiten". Den Reiki-Praktizierenden wurde empfohlen, diese Worte mit in der Gassho-Haltung zusammengelegten Händen (vor der Brust gefaltet wie zum Gebet) morgens und abends zu rezitieren.

Wiederholen Sie für diese Übung die folgenden Worte dreimal:

Kyo dake wa	(Nur heute)
Ikaru na	(Ärgere dich nicht)
Shin pai suna	(Sorge dich nicht)

Kan sha shi te	(Sei dankbar)
Gyo-o hage me	(Erfülle deine Pflichten)
Hito ni shin setsu ni	(Sei nett zu deinen Mitmenschen)

Obgleich sie nur sehr kurz sind, haben diese Lebensregeln eine tiefe Bedeutung. Lassen Sie mich aus meiner Sicht erklären, was sie uns sagen wollen.

Kyo dake wa / Nur für heute

Die Gebote vieler Religionen schränken die Gedankenfreiheit ihrer Anhänger tendenziell ein und machen sie unflexibel. Doch jeder wird der Idee zustimmen können, „nur heute" gut zu leben. So kann man im Geist ganz frei bleiben, denn über die Zukunft ist noch nicht entschieden.

Das Leben ist eine Aneinanderreihung von Tagen, von denen ein jeder genauso wichtig ist wie der vorherige. Lassen Sie in Ihrem Denken den Begriff „jetzt" zum wichtigsten werden, z. B. „Ich bin unsicher, was morgen geschehen mag, aber nur heute, für diesen Augenblick, werde ich die Gokai befolgen." Das lehrt Sie, wie wichtig es ist, im Augenblick zu leben und das „Jetzt" zu achten. Auf „Kyo dake wa" folgen die fünf Lebensregeln.

Erste Lebensregel
Ika ru na / Ärgere dich nicht

Ärger schmerzt Sie und andere. Sie haben vielleicht auch schon einmal eine Geschichte gehört, in der ein einziger Wutausbruch jemanden zu lebenslangem Leid geführt hat. Ärger kann aus vielen Situationen erwachsen, und selbst wenn er gerechtfertigt scheint, stecken auf einer tieferen Ebene oft egoistische Gefühle dahinter. Seien Sie sich Ihres Egos bewusst und lassen Sie los. Sehr auf sich selbst zentrierte Personen geraten in die Falle von Ärger, Groll und Hass, zerstören sich so aber nur selbst. Selbst starker Ärger kann mit Reiki beruhigt werden, Reiki befördert das emotionale und geistige Gleichgewicht.

Zweite Lebensregel
Shin pai suna / **Sorge dich nicht**

Wenn Sie dem Universum erst einmal vertrauen, die Dinge der universalen Kraft überlassen und Ihr Leben so gut Sie können leben, werden Sie inneren Frieden erfahren und müssen sich um nichts mehr sorgen. Doch es ist gar nicht so einfach, den angeborenen Instinkt der Besorgnis abzustellen. Strengen Sie sich zumindest an, den Teufelskreis zu stoppen, indem Sie sich keine Sorgen darüber machen, dass sie sich Sorgen machen! Wenn Sie etwas belastet, machen Sie sich von Ihrem Ärger frei und überlassen Sie die Arbeit dem Universum.

Dritte Lebensregel
Kan sha shite / **Sei dankbar**

Das Universum schenkt jedem von uns das Leben – ohne den Sauerstoff, den die Natur zur Verfügung stellt, können wir nicht überleben. Wenn Sie beginnen, die enormen Segnungen der Natur wertzuschätzen, wird reine, aufrichtige Freude Sie erfüllen. Wolken der Unzufriedenheit ziehen im Geist auf, wenn wir vergessen, wie gesegnet wir sind, und nicht mit dem zufrieden sind, was wir haben.

Die Reiki-Praxis fördert das Gefühl der Dankbarkeit. Selbst wenn Sie sich Schwierigkeiten gegenübersehen, können Sie sie als Möglichkeiten betrachten und sie überwinden. Es gibt nichts im Leben, wovor man Angst haben müsste.

Vierte Lebensregel
Gyo-o hage me / **Erfülle deine Pflichten**

Gyo (Pflicht) meint nicht nur Ihre Arbeitsstelle, sondern auch Ihre Verpflichtungen, Verantwortlichkeiten und letztlich Ihre Lebensaufgabe. An Ihren Pflichten können die Menschen spirituell wachsen. Manche leben in Zurückgezogenheit, um das zu erreichen, aber die meisten Menschen lernen wertvolle Lektionen und wachsen im Alltag.

Fünfte Lebensregel

Hito ni shin setsu ni / **Sei nett zu deinen Mitmenschen**

Wenn Sie anderen Menschen helfen, wächst auch in Ihnen der Wille, hilfsbereit zu sein. Freundlichkeit ist ansteckend. Die Menschen fangen an, einander zu unterstützen, und im Ergebnis wird die Welt sehr viel lebenswerter. Selbst wenn jemand, dem Sie geholfen haben, keine Wertschätzung für Ihre Hilfe zeigt, kommt die Welle der Freundlichkeit zu Ihnen zurück und Sie werden Ihren Lohn erhalten.

Anderen zu helfen, ohne dafür irgendeine Belohnung zu erwarten, wird Sie zum Glück führen. Für diejenigen, die Reiki gelernt haben, ist das Geben von Reiki-Behandlungen der beste Weg, dieses Konzept zu erfüllen.

Wenn Sie nach diesen fünf Lebensregeln leben, machen Sie sich selbst und andere glücklich und gesund. Vielleicht haben Sie Reiki in erster Linie als Empfänger begonnen, weil Sie an irgendwelchen körperlichen oder psychologischen Problemen litten und die Hilfe anderer brauchten. Es mag notwendig gewesen sein, dass zuerst Sie selbst geheilt wurden. Doch an dieser Stelle sollten Sie nicht stehen bleiben. Natürlich müssen Sie zunächst ausreichend Reiki von anderen empfangen. Dann danken Sie denjenigen, die Zeit darauf verwendet haben, Ihnen Reiki zu geben und Sie Heilung erfahren zu lassen. Als Nächstes steht an, selbst zu einem Menschen zu werden, der anderen hilft. Im Idealfall werden Sie zunächst ausreichend geheilt, bevor Sie andere heilen, aber das bedeutet nicht, dass eine kranke Person kein Reiki benutzen kann, um anderen zu helfen.

Wenn Sie dank Reiki erst einmal bis zu einem gewissen Grad geheilt worden sind und sich entschlossen haben, Ihr Leben gemäß der oben genannten fünf Prinzipien zu leben, sollten Sie für den nächsten Schritt bereit sein: Werden Sie zu jemandem, der anderen hilft, auch wenn Sie selbst noch in dem Prozess begriffen sind, sich von Ihrer Krankheit zu befreien. Diese Transformation ist sehr wichtig für die spirituelle Entwicklung. Die gute Nachricht ist, dass auch Sie, während Sie anderen Reiki geben, kontinuierlich weiter geheilt werden, denn Reiki fließt durch Ihren Körper, bevor es aus Ihren Handflächen hinausfließt. Damit ist es auch für Sie wohltuend. Ich habe immer auch kranke Menschen ermuntert, Reiki zu lernen. Es zeigt eine wirklich schöne Geisteshaltung, bereit zu sein, anderen zu helfen, obwohl man selbst noch auf sich achten muss.

Usui Sensei stellte sich selbst als „Shin-Shin Kaizen Usui Reiki Ryo-ho Chosho Usui Mikao" vor (Mikao Usui – Gründer der Usui-Reiki-Heilmethode zur Verbesserung von Körper und Geist). Daran können wir erkennen, dass Usui Sensei den Mensch als Einheit von Körper und Geist ansah. Heute, wo die ganzheitliche Medizin, die den Menschen als Ganzes betrachtet, sich immer mehr verbreitet, können wir sein innovatives Konzept gut verstehen. Usui Sensei wusste, dass es nicht ausreicht, nur den physischen Körper zu heilen, selbst mit Reiki nicht. Auch die Denkweise der Menschen muss sich ändern. Die fünf Lebensregeln galten als wichtig, um die psychische Gesundheit zu erhalten.

御製
Gyosei – Die Waka-Gedichte des Meiji-Kaisers

Hayashi Sensei ließ in seinen Seminaren vor den Einstimmungen alle Teilnehmer Gyosei rezitieren. Das sind japanische Gedichte im Waka-Stil[12], die von einem Kaiser geschrieben sind. Diese Tradition wurde auch von der Usui Reiki Ryoho Gakkai gepflegt. In dem von der Gakkai veröffentlichten „Reiki Ryoho no Shiori" (s. dazu Abschnitt „Reiki kommt zurück nach Japan" im Kapitel 1) werden sie erwähnt, dort heißt es: „Das Ziel der Usui Reiki Ryoho ist die Förderung der eigenen Gesundheit und der anderer, sowie die Verbreitung von Frieden, Gastfreundschaft und Glück in Familien, Gemeinschaften, Nationen und der Welt durch die Weiterentwicklung unseres ganzen Selbst. Für den wichtigen Lebenszweck, den wir anstreben, achten wir die Botschaften der Gyosei des Meiji-Kaisers neben den Gokai (den fünf Lebensregeln von Usui Sensei). Aus Tausenden Gedichten, die der Meiji-Kaiser schrieb, wählte Usui Sensei für uns 125 aus." Die Gyosei wurden als eines der Schlüsselelemente des Reiki betrachtet. Ich habe ein original Gyosei-Büchlein in meinem Besitz, wie Hayashi Sensei es in seinen Seminaren verwendete. Darin stehen 100 Gedichte. Ein Bild dieses Buchs können Sie in „Die Reiki-Techniken des Dr. Hayashi" auf S. 21 sehen.

Kommentar zu den Gyosei des Meiji-Kaisers

Ich möchte meine Gedanken zu zehn der Gedichte des Meiji-Kaisers mit Ihnen teilen. Die Übersetzung der ursprünglichen Atmosphäre der klassischen japanischen Verse in andere Sprachen ist sehr schwierig. Wir bitten um Verzeihung, wenn sie nicht immer poetisch klingen, wir wollten vor allem die Bedeutung transportieren.[13]

1.

遠くとも　人の行くべき道ゆかば
危き事はあらじとぞ思ふ

tokutomo hito no yukubeki michi yukaba ayauki koto wa arajitozo omou

Wie weit du auch gehst, solange du den rechten Pfad wählst,
wird dir nichts Gefährliches zustoßen.

Egal wie unrealistisch Ihre Träume oder Ideale scheinen, geben Sie sie niemals auf, sofern Sie sich auf dem Weg der Rechtschaffenheit befinden. Suchen Sie nicht nach dem einfachen Weg, steuern Sie den notwendigen Kurs. Das ist der sicherste Weg, Ihre Hoffnungen und Träume wahr werden zu lassen.

2.

千早ぶる　神のひらきし道をまた
開くは人のちからなりけり

chihayaburu kami no hirakeshi michio mata hirakuwa hitono chikara narikeri

Der von Gottes Kraft geebnete Weg wird durch die Kraft des Menschen weiter geebnet.

Der von *Kami* (Gott) geebnete Weg ist nicht immer leicht zu verfolgen, und man kann ihn im Dickicht der Alltagsgeschäfte schnell aus den Augen verlieren. Lernen Sie von der Weisheit Ihrer Ahnen. Bemühen Sie sich immer wieder, Ihren eigenen Weg zu finden und ihm treu zu bleiben. Für Reiki heißt das, dass das Empfangen von *Reiju* (Einstimmungen) allein nicht genügt – am wichtigsten ist die tägliche Praxis.

3.

ともすれば　思はぬ方に　うつるかな　こころすべきは
こころなりけり

tomosureba omowanuho ni utsuru kana kokorosubeki wa kokoro narikeri

Die Dinge nehmen oft einen unerwarteten Verlauf.
Was du im Auge behalten musst, ist dein Verstand.

Die Gedanken wandern und scheinen manchmal außer Kontrolle zu geraten. Doch wenn Sie sich Zeit nehmen und Ihre Gedanken ruhig beobachten, merken Sie, dass es nicht etwas oder jemand anders ist, der für Probleme gesorgt hat, sondern nur Ihr eigener Verstand.

Im Reiki gibt es eine Technik zur Behandlung psychologischer Probleme (*Seiheki*-Behandlung[14]). Auf diese Art können Sie Ihren Denkprozess ändern und sich aus der Gefangenschaft Ihres Egos befreien.

4.

榊葉に　かくる鏡をかがみにて
人もこころを磨けとぞ思ふ

sakakiba ni kakururu kagami o kagami nite hitomo kokoro o migakezoto omou

Ein göttlicher Spiegel, umrankt von Sakaki-Blättern,
glänzt ohne jede Trübung.
Wir Menschen müssen unsere Seele so glänzend polieren
wie diesen Spiegel.

In diesem Gedicht geht es um einen Spiegel, der umrankt ist von *Sakaki*-Blättern. (Der Sakaki-Baum wird in Japan in Shinto-Schreinen oft zur Reinigung verwendet.) Der Spiegel ist rund und einem Schrein geweiht. Wenn Sie diesen schön polierten Spiegel betrachten, fühlen Sie den Wunsch, einen ebenso klaren und reinen Geist zu haben. Bei Ihren Gebeten zu *kami* (Gott), denken Sie an diesen Spiegel und „polieren" Sie Ihren Geist.

5.

心ある　人のいさめのことのはは　やまいなき身の
薬なりけり

kokoro aru hito no isame no kotono ha wa yamai naki mi no kusuri narikeri

Der Einspruch eines ehrlichen Menschen ist eine großartige vorsorgende Medizin.

Selbst wenn Sie glauben, körperlich und geistig gesund zu sein, ist Perfektion doch schwer zu erreichen. Es ist ganz natürlich, sich zu fragen, was man noch verbessern kann. Wenn eine aufrichtige Person nicht einer Meinung mit Ihnen ist, empfiehlt es sich daher, ihre Worte ohne Bitterkeit zu akzeptieren. Das ist der beste Weg, die noch fehlenden Aspekte in Ihrem Leben zu erkennen.

6.

目に見へぬ　神に向かひて　恥じざるは
人の心のまことなりけり

me ni mienu kami ni mukaite hajizaru wa hitono kokoro no makoto narikeri

Unsichtbaren Göttern gegenüberzutreten, ohne sich für etwas schämen zu müssen, das ist die wahre Menschlichkeit.

Kami (Götter) sind zwar nicht sichtbar, sie existieren aber. Sicherlich sind sich die *kami* unserer Gedanken und Handlungen im täglichen Leben bewusst. Leben Sie Ihr Leben würdevoll und in einer Weise, dass Sie sich nicht schämen müssen, selbst wenn die *kami* ihnen zusehen. Das ist die Geisteshaltung, die uns Menschen empfohlen wird.

7.

われもまた　更に磨かむ 曇りなき
人の心をかがみにはして

ware mo mata sara ni migakamu kumori naki hito no kokoro o kagami ni wa shite

Ich (selbst als Kaiser) poliere den Spiegel meines Geistes weiter und lerne von den gewöhnlichen Menschen, deren Geist wundervoll klar wie ein Spiegel ist.

Viele Menschen stellen große Anstrengungen an, um an sich selbst zu arbeiten. So wundervoll sie auch sein mögen, oft sind ihre Namen unbekannt. Bei der Reise zur Selbsterkenntnis geht es nicht darum, Ruhm zu erlangen. Diese Haltung sollten wir auf unserer Reise anstreben.

8.

天を恨み　人をとがむる　こともあらじ
わがあやまちを　思ふかへせば

ten o urami hito o togamuru koto mo araji waga ayamachi o omoukaeseba

Harte Gefühle gegen das Universum oder Kritik gegen andere Menschen gäbe es nicht, riefen wir uns unsere eigenen Fehler ins Gedächtnis.

Wenn mehrere unglückliche Ereignisse aufeinander folgen, geben die meisten Leute dem Schicksal oder anderen Menschen die Schuld dafür. Doch wenn Sie sich einen Moment Zeit nehmen und nachdenken, werden Sie erkennen, dass es nicht hilfreich ist, die Schuld anderen zuzuweisen – erinnern Sie sich daran, dass auch Sie in der Vergangenheit einmal Fehler gemacht haben. Machen Sie einmal ein Gedankenexperiment: Stellen Sie sich vor, Ihre vergangenen Fehler seien zurückgekommen und hätten die unwillkommene Situation geschaffen, in der Sie sich befinden. Dann werden Sie nicht mehr den anderen die Schuld geben. Schauen Sie auf sich selbst, bevor Sie mit dem Finger auf andere zeigen.

9.

いささかの　傷なき玉も　ともすれば　塵に光を
失ひにけり

isasaka no kizu naki tama mo tomosure ba chiri ni hikari o ushinai ni keri

Selbst ein makelloser Juwel wird manchmal staubig und verliert seinen Glanz leicht.

Mit dem „makellosen Juwel" ist ein reiner Geist gemeint. Selbst wenn sich Ihr Geist in diesem Zustand befindet, wird diese Schönheit vergehen, wenn Sie nicht weiter an sich arbeiten. Die Erleuchtung zu erlangen, reicht allein nicht aus – Sie müssen sich weiter anstrengen, um sich noch mehr zu verbessern.

10.

器には　従ひながら　いはがねも　とほすは水の
力なりけり

utsuwa ni wa shitagai nagara iwagane mo tosu wa mizu no chikara narikeri

Wasser passt sich dem Gefäß an, in dem es aufbewahrt wird.
Doch es ist auch stark genug, einen Felsen zu durchdringen.

Wasser ist flexibel, doch es heißt „Steter Tropfen höhlt den Stein". Wasser besitzt auch große Kraft. Das können wir auch auf uns anwenden – wir Menschen sollten flexibel sein, aber auch stark genug, um alle Schwierigkeiten zu überwinden.

Die Vorstellungen hinter diesen wunderschönen Gedichten haben auch in der heutigen Welt nichts von ihrer Gültigkeit verloren. Sie laut zu rezitieren, hilft Ihrem Geist, ausgeglichen und rein zu werden.

In Jikiden Reiki-Seminaren zwingen wir niemanden, diese Gedichte zu rezitieren, denn wir achten die Überzeugungen jedes einzelnen. Ich bin aber überzeugt, dass jeder, der diese Weisheitsworte im Kopf behält, großen Nutzen durch ihre positive Wirkung erfahren wird.

Ketsueki Kokan Ho (Kekko)

Blutzirkulationstechnik zur Revitalisierung

Es gibt noch ein weiteres wichtiges Element, das bisher im westlichen Reiki-Unterricht gefehlt hat. Wie Gokai und Byosen wurde auch Ketsueki Kokan Ho (abgekürzt: Kekko) bzw. die Blutzirkulationstechnik nicht übermittelt. Wir hören oft, dass im Westen nur federleichte Berührungen unterrichtet und praktiziert werden. Usui Sensei und Hayashi Sensei lehrten auch andere Behandlungsformen, bei denen festere Massagetechniken wie Pressen, Reiben und Klopfen zum Einsatz kamen.

Eine Reiki-Behandlung erfolgt nicht nur mit den Händen. Im Frage-und-Antwort-Teil der Gakkai-Veröffentlichung „Reiki Ryoho no

Shiori" (Reiki-Behandlungs-Leitfaden) wurde auch die Behandlung durch andere Körperteile erwähnt.

Frage: Benutzt die Usui Reiki Ryoho Medikamente? Und gibt es irgendwelche Nebenwirkungen?

Antwort: Sie gebraucht weder Medikamente noch Instrumente. Sie benutzt nur das Anstarren, Pusten, Streicheln, leichtes Klopfen und Berühren der erkrankten Körperstellen.

Nach dem Empfang von Reiju kann jeder vom ganzen Körper Energie abstrahlen, neben den Händen vor allem von Augen und Mund. In manchen Fällen (wie bei Verbrennungen), wenn man die betroffene Stelle nicht direkt berühren kann, sind „Gyo-shi" (Augen-Reiki durch Anstarren) und „Ko-ki" (Mund-Reiki durch Pusten) nützlich. Bei einer Verbrennung starren Sie zuerst auf die Stelle und pusten dann mit gespitzten Lippen darauf. Wenn Sie dies in einem frühen Stadium machen, wird die Heilung viel besser verlaufen.

Es gibt noch andere Methoden wie Reiben (Busyu), Pressen (Anju) und leichtes Klopfen (Keida), wodurch die Körperflüssigkeiten angeregt werden. Die Massage der Ketsueki Kokan Ho enthält all diese verschiedenen Techniken. Für die Reiki Ryoho als Körperarbeit ist sie essenziell, sie ist hervorragend geeignet, um das Blut zu reinigen und uns zu revitalisieren. Besonders wirkungsvoll ist sie nach einer normalen Reiki-Behandlung. Sie kann aber auch unabhängig davon und wiederholt eingesetzt werden, wenn der Empfänger es braucht.

Die Abfolge dieser Technik wird in Kapitel 5 im Detail erklärt.

Kapitel 4:

Japan – Hintergründe des Geburtsortes von Reiki

Erste Kontakte mit dem Ausland

Ich begann 1999 Jikiden Reiki-Seminare in Kyoto zu geben, und ein Jahr später auch in anderen Städten. Gegenwärtig reise ich durch Japan und unterrichte auf Anfrage in Tokyo, Sapporo (in Hokkaido), Sendai (in Miyagi), Kanazawa (in Ishikawa), Nagoya (in Aichi), Kobe (in Hyogo), Takamatsu (in Kagawa), Fukuoka, Kagoshima und Okinawa. Für die nächsten Jahre sind noch weitere Orte vorgesehen. Ich mache das, weil Usui Sensei und Hayashi Sensei es in der Vergangenheit auch so gehalten haben. Sie reisten durch Japan (und Hayashi Sensei sogar bis nach Hawaii), um Reiki so vielen Menschen wie möglich zugänglich zu machen. Ich achte ihre Haltung und würde sie gerne von ihnen lernen, indem ich das tue, was sie taten. Natürlich war es zu ihrer Zeit sehr viel schwieriger zu reisen als heute und sie müssen sehr viel mehr Geduld aufgebracht haben. Deshalb kann ich nicht wirklich behaupten, dass ich genau dasselbe tue wie sie in der Vergangenheit. Doch nun gut, ich habe nicht vor, mich mit diesen großen Senseis zu vergleichen. Sie sind auf einer Höhe, die außerhalb meiner Reichweite liegt. Ich bemühe mich, hier und heute mein Bestes zu geben.

Seit 2000 gebe ich in Kyoto auch Seminare für Nicht-Japaner. Zu meiner Überraschung sind aus der ganzen Welt viele Interessierte extra dafür angereist.

Im Jahr 2004 habe ich zum ersten Mal auch außerhalb Japans Seminare gegeben. Ich bin in Deutschland, England, Hongkong, Frankreich, Schweden, Kanada und in den USA gewesen. Die Teilnehmer kamen nicht nur aus diesen Ländern, sondern auch aus den Nachbarstaaten. In diesem Jahr möchte ich noch einige weitere Länder besuchen, darunter Portugal und Korea.

Mit Menschen aus anderen Kulturen in Kontakt zu kommen, ist wirklich sehr spannend. Es war faszinierend, die Ähnlichkeiten und Unterschiede kennen zu lernen. Ich glaube, tief in unserem Inneren sind wir nicht wirklich unterschiedlich. Wir haben nur unterschiedliche Vorstellungen und Herangehensweisen. In diesem Kapitel möchte ich auf die Dinge eingehen, die für mich am Austausch mit nichtjapanischen Schülern in Jikiden Reiki-Seminaren besonders interessant waren. Durch diesen Austausch habe ich nicht nur andere Kulturen kennen gelernt, sondern auch meine eigene. Ich bin kein Kulturanthropologe, deshalb kann ich nur über das schreiben, was ich selbst bei meinen Recherchen und durch die Erfahrungen mit Nicht-Japanern gelernt habe. Beim Unterrichten von Ausländern konnte ich erahnen, wie es in der Vergangenheit zu den Veränderungen bei der Weitergabe von Reiki an die Menschen im Westen gekommen ist. Ich konnte selbst oft sehen, wie sie mit Dingen zu kämpfen hatten und sie nur schwer verstehen konnten, die japanische Schüler für selbstverständlich erachten.

Einige der in diesem Kapitel behandelten Themen mögen in keinem direkten Zusammenhang zu Reiki stehen, aber ich hoffe, es wird Ihnen einen Einblick in die japanische Kultur geben und Ihnen helfen, die kulturellen Hintergründe des Ursprungslandes von Reiki zu verstehen.

Seminare mit ausländischen Teilnehmern

Seit ich gemeinsam mit meiner Mutter begonnen hatte, Jikiden Reiki-Seminare zu geben, waren wir überrascht, wie viele Anfragen wir aus dem Ausland bekamen. Wie schon erwähnt geben wir seit einigen Jahren Seminare für ausländische Teilnehmer und hatten schon viele Gäste aus verschiedenen Ländern, so den USA, Großbritannien,

Irland, Deutschland, Neuseeland, Australien, Schweden, Norwegen, Portugal, Litauen, Lettland, Israel, China, Kanada, Niederlande, Mexiko, Vereinigte Arabische Emirate, Frankreich, Griechenland, Spanien, Kasachstan, Schweiz, Türkei, Russland, Korea, Taiwan etc. Die meisten Teilnehmer aus anderen Ländern haben schon eine Lehrerausbildung im Westlichen Reiki gemacht, und einige von ihnen sind sogar charismatische Lehrer, die bereits Tausende von Schülern unterrichtet haben.

Der Inhalt der Seminare für Nicht-Japaner ist prinzipiell derselbe wie für die japanischen Teilnehmer. Es wird ins Englische oder andere Sprachen übersetzt, aber bestimmte Reiki-Fachbegriffe wie Gokai oder Byosen benutzen wir auf Japanisch.

Wir bitten die nicht-japanischen Teilnehmer auch, die Gokai auf Japanisch zu rezitieren, denn das sind nicht nur bloße Sätze, ihr Klang trägt großen Geist in sich. Für die meisten ist das zunächst etwas hart, sie sind aber einverstanden, solange sie wissen, was die Worte bedeuten.[15]

Manche japanische Jikiden Reiki-Schüler sind neugierig, was in diesen Seminaren mit Westlern passiert, und nehmen als Beobachter daran teil. Die Japaner sind normalerweise sehr davon beeindruckt, wie viele Fragen ihre ausländischen Mitschüler im Seminar stellen. Oft beschämt es sie sogar, weil sie die westlichen Teilnehmer als viel enthusiastischer empfinden. Seminare, an denen nur Japaner teilnehmen, sind sehr viel ruhiger. Es werden nur wenig Fragen gestellt. Oft ist es so, dass sie kein Wort hervorbringen, bis ich frage, ob jemand Fragen hat. Wenn ein Schüler etwas wissbegieriger ist, lassen sich die anderen langsam anstecken, aber ich hatte schon viele Seminare, bei denen keine einzige Frage gestellt wurde. Während der Seminare mit Nicht-Japanern werde ich hingegen mit Fragen nur so überschüttet. Ich sehe, wie die Teilnehmer ungeduldig die Hand heben, um eine Frage zu stellen, während ich noch die vorherige beantworte. Mir sind die Fragen willkommen und es ist für mich sehr spannend zu sehen, was gefragt wird.

Der Wissensdurst ist ein Aspekt der westlichen Kultur, den ich sehr achte. Er lenkt unsere Aufmerksamkeit auf Punkte, die wir Japaner schwerlich in Frage stellen. Ich verstehe auch, warum Nicht-Japaner

Fragen stellen müssen. Sie fragen, weil sie sich bemühen, eine andere Kultur zu verstehen, die anders als ihre eigene ist. Japaner brauchen meine Erklärungen normalerweise nicht, weil die Dinge, über die ich im Seminar spreche, für sie nicht so schwer zu verstehen sind. Es ist jedenfalls sehr inspirierend, Nicht-Japaner zu unterrichten. Es gibt immer einen großartigen Meinungsaustausch. Trotzdem glaube ich nicht, dass die japanischen Teilnehmer weniger enthusiastisch sind. Die Betrachtung dieser unterschiedlichen Einstellungen kann Ihnen beim Verständnis der japanischen Kultur helfen, deshalb möchte ich ein wenig darauf eingehen, warum wir Japaner uns so verhalten. Dass Japaner beispielsweise in der Öffentlichkeit keine Fragen stellen, hängt auch mit unserem Erziehungsstil zusammen. In japanischen Schulen wird kein Wert darauf gelegt, den Kindern beizubringen, ihre eigene Meinung zu äußern. Meist hören die Schüler nur ihrem Lehrer zu, es gibt nicht wirklich interaktiven Unterricht. Japaner lernen nicht, sich selbst auszudrücken.

Die traditionelle Lehrer-Schüler-Beziehung

Ein weiterer Grund, warum japanische Schüler im Seminar eher still sind, liegt in unserer traditionellen „Lehrer-Schüler"-Beziehung. In alten Zeiten akzeptierten die Schüler der traditionellen japanischen Künste (beispielsweise Judo) das Wort ihres Meisters mit fast blindem Gehorsam. Für Schüler, die etwas von einem Lehrer lernen wollten, war es quasi undenkbar, ihrem Meister etwas zu erwidern oder eine Frage zu stellen. Für sie hatte der Meister immer recht, deshalb akzeptierten sie, was er sagte. Schüler durften sich nicht zwanglos ausdrücken, wenn sie das Wort an ihren ehrwürdigen Meister richteten. Sie benutzten immer eine ehrerbietige Sprache und verhielten sich zeremoniell. In Japan gibt es ein Sprichwort: „Drei Schritte zurück, um nicht auf den Schatten des Meisters zu treten."

Zwischen dem Meister und seinen Schülern gab es eine klare Trennlinie. Die Schüler lernten, indem sie zusahen, was ihr Lehrer tat, oder indem sie das taten, was ihr Lehrer ihnen auftrug. Als erstes musste ein Schüler also Akzeptanz und Gehorsam lernen. Die Beziehung war jedoch sehr eng, Schüler und Lehrer waren tief miteinander verbunden. Die Schüler sahen selbst dann noch zu ihrem Meister auf, wenn sie sich unabhängig machten, und ihre Beziehung hielt ein ganzes Leben lang, auch wenn sie irgendwann einen höheren Status als ihr Meister erreichen sollten.

Das Verhältnis zwischen Usui Sensei und seinen Schülern wird keine Ausnahme davon dargestellt haben. Vor allem nicht mit seinen prestigeträchtigen Schülern aus der Marine, wo großer Wert auf Hierarchie gelegt wurde. Ich kann mir ausmalen, dass sie stocksteif und aufrecht saßen oder standen, um ihren großen Respekt zu zeigen, wenn sie Usui Senseis Worten lauschten. Damals war der soziale Umgang sowieso noch förmlicher. Hayashi Sensei achtete Usui Sensei so sehr, dass er nie irgendetwas verändert hätte, was er von seinem Meister gelernt hatte, obgleich er seine medizinischen Kenntnisse zur Weiterentwicklung der Methode nutzte. Usui Senseis Lehre erklärte er seinen eigenen Schülern in einfachen Worten. Hayashi Senseis Schüler pflegten ihrem Lehrer gegenüber ebenfalls diese respektvolle Haltung. Sie stellten keine seiner Aussagen in Frage. Meine Mutter und ich haben nie den geringsten Zweifel an dem gehegt, was wir von ihm gelernt haben. Wenn meine Schüler mich fragen, warum sie dies oder jenes tun sollen, habe ich manchmal keine andere Antwort als: „Das ist so, weil Hayashi Sensei das so gesagt hat!“

Die heutigen Japaner scheinen diesen Stil der Beziehung verloren zu haben, aber an einigen traditionellen Orten wird dieser Idee nach wie vor die Ehre erwiesen. Ich möchte jedenfalls nicht vorschlagen, dass die Teilnehmer an meinen Seminaren sich so verhalten sollen! Ich heiße es immer willkommen, wenn ich von lebhaften Fragen der Schüler unterbrochen werde. Mir ist das sogar lieber als der traditionelle japanische Stil.

An dieser Stelle möchte ich nur zu bedenken geben, dass diese Tradition zwar fast vergessen scheint, viele Japaner aber vielleicht unbewusst noch dieselbe Haltung wahren. Viele meiner Schüler trauen sich nicht,

Fragen zu stellen, weil sie nicht wissen, ob das nicht vielleicht unhöflich ist. Von Zeit zu Zeit ermuntere ich sie zu fragen, denn ich möchte gerne sichergehen, dass sie die Seminarinhalte richtig verstehen. Ich weiß, dass sie Fragen haben, denn wenn nur einer mutig genug ist und den Mund aufmacht, spornt das oft die anderen auch an. Die Fragen der japanischen Schüler sind in der Regel eher praktisch ausgerichtet als konzeptuell.

Die Mehrdeutigkeit der japanischen Sprache

Eine weitere Erklärung für das schweigsamere Verhalten der japanischen Teilnehmer könnte in unserer tief verwurzelten kulturellen Charakteristik liegen, dass von uns nicht erwartet wird, unsere Meinungen offen auszudrücken. Unsere Sprache wird oft als abstrakt bezeichnet. Wir ziehen eine andeutende, oft mehrdeutige Sprechweise einer kristallklaren Art des Ausdrucks vor. Vielleicht, weil Japan ein fast gänzlich homogenes Land ist – das machte es einfach für uns, nonverbal zu kommunizieren. Japan ist ein Inselstaat, der nur vom Ozean umgeben ist. Und ein Land, das seine Tore mehr als zweihundert Jahre lang dem Ausland verschlossen hat (Abschottungspolitik von 1638 bis 1853). Die daraus erwachsene einzigartige Kultur ist für Nicht-Japaner nur schwer zu verstehen.

In unseren Gesprächen gibt es zum Beispiel viel Schweigen, und das Schweigen ist ein wichtiger Teil der Botschaft. Was verbal ausgedrückt wird, ist für uns Japaner nicht immer das Wichtigste. Denn was mit Worten gesagt wird, weicht manchmal von dem ab, was man wirklich meint. Je nach Situation und Verhältnis der Sprecher zueinander kennen die Japaner zwei verschiedene Sprechweisen: Honne und Tatemae. Honne ist eine Meinung (oder Handlung), die von wahren inneren

Gefühlen motiviert wird. Tatemae ist eine Meinung (oder Handlung), die unter dem Einfluss gesellschaftlicher Normen steht. Es wird von uns verlangt, sie getrennt und taktvoll zu verwenden. In manchen Situationen finden wir es unangebracht zu sagen, was wir wirklich sagen wollen. In Japan als einer gruppenorientierten Gesellschaft wird die Aufrechterhaltung der Harmonie in einer Gruppe als wichtiger angesehen als die individuelle Identität. Wie es in einem japanischen Sprichwort heißt, „Ein Nagel, der hervorsteht, wird eingehämmert" – das Herausragen aus der Masse ist in Japan nicht immer etwas Positives. Um die Harmonie zu wahren, müssen wir das sagen, was in bestimmten Situationen als angemessen gilt.

Es wird auch von uns erwartet, die wirkliche Absicht zu verstehen, wenn jemand Tatemae benutzt. Deshalb neigen Japaner dazu, zu denken, die anderen würden uns verstehen, auch wenn wir die Dinge nicht explizit aussprechen. Wenn wir z. B. etwas ablehnen, geben wir normalerweise kein eindeutiges „Nein" zur Antwort, stattdessen würden wir sagen „Lassen Sie mich darüber nachdenken". Wir empfinden es als grob, einer Person direkt ein „Nein" ins Gesicht zu sagen, deshalb verwenden wir einen schwammigen Satz, in der Hoffnung, dass der andere die versteckte Botschaft begreift. Unter Japanern funktioniert das für gewöhnlich (obwohl es manchmal auch hier zu Missverständnissen kommt). Die wirklichen inneren Gefühle nicht zu zeigen, um die Harmonie zu erhalten, ist auf gewisse Weise unsere Tugend. Natürlich bringt das manchmal unerwünschte Ergebnisse mit sich. In einer Situation, in der Sie all Ihre Leidenschaft brauchen, um ein Problem zu lösen, werden Sie sie gerne einsetzen, auch wenn die Wellen hoch schlagen. Wir Japaner hingegen warten lieber ab, bis das Wasser sich von selbst wieder beruhigt. Man könnte es als Prinzip des „Friedens um jeden Preis" bezeichnen, um Schwierigkeiten aus dem Weg zu gehen. Das hilft uns nicht gerade dabei, Kommunikationslücken zu überwinden, besonders in unserer globalisierten Welt. Heutzutage wird in Japan, um sich dieser neuen Situation anzupassen, stärker zu offener Diskussion aufgerufen. Diese Diskussionen verlaufen aber immer noch auf einem recht beherrschten Level.

Die Mehrdeutigkeit der Sprache ist also eine typisch japanische Eigenschaft und hat wohl dazu beigetragen, es schwerer zu machen, die ursprünglichen Ideen des Reiki zu übermitteln. Vor allem in den westlichen Ländern, wo großer Wert auf eindeutige Sprache gelegt wird. Etwas zu lernen und zu verstehen, was so einfach, aber zugleich so schwer zu erklären ist wie Reiki, muss für die ersten Nicht-Japaner, die es erlernten und unterrichteten, sehr hart gewesen sein. Schon die Sprachbarriere an sich stellte eine Herausforderung dar. Davon kann ich mich überzeugen, wenn ich höre, wie meine Dolmetscherin meine knappen Worte den Schülern mit langwierigen Erklärungen übersetzt. Sie muss all das übersetzen, was ich verbal und nonverbal ausdrücke, sonst wird es für Leute, die kein Japanisch verstehen, nicht verständlich. In den Seminaren mit Ausländern habe ich gelernt, mich so klar wie möglich auszudrücken, damit die Essenz des Reiki vermittelt wird. Ich strenge mich in diesem Punkt sehr an, und langsam scheint es zu funktionieren.

Auch bei meinem eigenen Auftreten gibt es einiges zu beachten. Mein lieber Freund Arjava hat mir den wertvollen Tipp gegeben, dass ich bei Seminaren im Westen die Teilnehmer beim Sprechen ansehen soll, auch wenn ich Japanisch spreche. Er weiß, dass Japaner normalerweise Blickkontakt meiden, weil es bei uns als unhöflich gilt, anderen direkt ins Gesicht zu starren. Deshalb sehen japanische Redner auf internationalen Konferenzen oft beim Sprechen ihre Dolmetscher statt ihr Publikum an, was wiederum für die Westler unangenehm ist.

Von den ausländischen Seminarteilnehmern bekomme ich das positive Feedback, dass sie sehr froh sind, mir Fragen stellen zu können und auf Dinge Antworten zu bekommen, die ihnen lange unklar waren. Nach den Jikiden Reiki-Seminaren sind sie oft verwundert, wie einfach das ursprüngliche Reiki tatsächlich ist. Ich war selbst positiv überrascht, dass die Menschen im Westen auch die Einfachheit von Reiki akzeptieren und schätzen, wenn sie sie erst einmal verstanden haben. Sie zeigen sich sogar beeindruckt von der traditionellen japanischen Kultur, die „raffinierte Einfachheit“ wertschätzt. Interessanterweise führt Jikiden Reiki auch bei japanischen Teilnehmern, die vorher Westliches Reiki gelernt hatten, oft erst zum wirklichen Verständnis. Manch einer hat ausgerufen: „Oh, das klingt so viel japanischer!“

Japaner und Shinto

Die heutigen Japaner wirken sehr modern, deshalb glauben wir selbst, unsere traditionellen Wurzeln verloren zu haben. Doch es stecken immer noch viele „japanische Werte“ in uns. Spiritualität scheint im modernen Japan eine weniger wichtige und nicht mehr so zentrale Rolle zu spielen. In den letzten Jahrzehnten hat der Materialismus überhand genommen, die meisten Japaner gelten heute fast als Atheisten. Doch meiner Ansicht nach umarmen wir die Spiritualität trotzdem noch immer in jedem Aspekt unseres Lebens, auch wenn die meisten Japaner das heute nicht gut oder gar nicht erklären könnten. Nehmen Sie als Beispiel Shinto, die animistische japanische Urreligion. Die meisten von uns können den Shintoismus nicht genau beschreiben, aber er ist ganz klar in unserem Alltag präsent, in der Sprache, dem Essen und unserer Weltsicht. Zu speziellen Gelegenheiten besucht man Schreine, wie am Neujahrstag, um der lokalen Schutzgottheit die Ehre zu erweisen und speziell zubereitete Speisen mit glücksverheißenden Bedeutungen zu verzehren. In den Schreinen werden fröhliche Feste veranstaltet, an denen die Leute gerne teilnehmen, und in vielen Haushalten gibt es einen kleinen Shinto-Altar. Es mag den Anschein haben, dass wir Shinto heute nicht sehr ernst nehmen, weil wir ihn als selbstverständlich ansehen und nicht weiter darüber nachdenken, genauso wenig, wie wir über unsere einzelnen Körperteile nachdenken.

Für Reiki-Schüler ist es sehr nützlich, Shinto zu verstehen, denn er ist die alte spirituelle Wurzel Japans. Daher ist es nur natürlich, dass Usui Sensei viele Ideen aus dem Shinto aufgriff. Das möchte ich gerne ein wenig erklären, ausgehend von meinen früheren Unterweisungen in Shinto und Informationen, die ich aus Büchern und anderen Quellen zusammengetragen habe. Shinto gründlich zu erklären, ist so gut wie unmöglich, da er so umfassend und zugleich so einfach ist. Ich werde etwas Grundwissen vorstellen und hoffe, das ist denjenigen eine Hilfe, die noch nicht viel über Shinto wissen. Greifen Sie für weitere Informationen bitte auf Literatur zum Shintoismus zurück.

Was ist Shinto?

Shinto ist die früheste und urwüchsigste japanische Religion. Der heutige Shintoismus hat sich aus der primitiven animistischen Verehrung von Naturphänomenen entwickelt – Sonne, Berge, Bäume, Wasser, Felsen, Ernte usw. Der Animismus glaubt, die ganze Schöpfung sei von Geistern bewohnt, die nach uns Menschen sehen. Der Shintoismus hat sich allmählich entwickelt, durch die ehrfürchtige Achtung der großartigen Natur im prähistorischen Japan. Es gibt also keinen bestimmten Gründer, und es gab nie irgendwelche Schriften oder Lehren. Nicht einmal Missionare wie in anderen Religionen gibt es. Shinto neigt nicht zum äußeren Ausdruck. Darin sehe ich einen engen Zusammenhang zum zuvor behandelten Thema, der kulturellen Eigenart, dass Japaner sich nicht eindeutig ausdrücken.

Im Shinto entwickelte sich der Begriff kami bzw. Gottheiten, und die Religion wurde durch Rituale und Zeremonien geprägt. Kami im Shinto sind anders als Gott im christlichen Sinn. Kami ist etwas Göttliches, es kann auch als die göttliche Energie übersetzt werden, die in allem in der Natur existiert. Kami kann also alles sein. Selbst Menschen können kami sein, denn zwischen Mensch und Natur wird keine Trennlinie gezogen. Auch die Ahnen werden verehrt, denn ohne sie hätten wir unser Leben und unsere Seele nicht. Die Ahnen wiederum erhielten ihr Leben von ihren Ahnen. Dank ihnen sind wir hier, und auch dank all der kami in der ehrfurchtgebührenden Mutter Natur.

Im Shinto gilt alles, einschließlich der Menschen, als mit der Quelle oder der Welt der Göttlichkeit verbunden. Shinto-Rituale werden nicht zur Errettung der Gläubigen durchgeführt, deshalb wurden die Gebete auch nicht denen anderer Religionen gleichgesetzt. Es waren im Voraus ausgesprochene Dankgebete für all die Segnungen, und man versprach, sich selbst seinen Pflichten zu widmen. In ursprünglichen Shinto-Ritualen berichtete man den kami zunächst vom erfolgreichen Abschluss einer Handlung, wie der Reisernte, und dankte ihnen dann für die Hilfe ihrer unsichtbaren Hände. Die Grundidee ist also, sein Bestes zu geben und das Ergebnis der universalen Absicht zu überlassen.

Bevor der Buddhismus eingeführt wurde, war Japan mit Shinto gesegnet. In dieser alten Zeit war Shinto anfangs nicht als Religion konzipiert worden. Es gab nicht einmal einen Namen dafür. Shinto wurde es von denen genannt, die im 6. Jahrhundert den Buddhismus nach Japan brachten. Sie sahen, wie viele Leute geheimnisvolle Rituale am Meer, in den Bergen oder an Flüssen durchführten, und sie waren neugierig, was sie da wohl machten. Man sagte ihnen, diese Leute praktizierten „den Weg der kami", und so wurde die Bezeichnung Shinto ins Leben gerufen, was übersetzt „Kami-Weg" heißt.

Im 19. Jahrhundert wurde Shinto von der Regierung manipuliert und benutzt, um den Nationalismus zu schüren, der Japan in den Militarismus trieb. Der „Staats-Shinto" wurde begründet, um die Menschen zur Verehrung des Herrschergeschlechts zu zwingen. Tatsächlich stand dieses Geschlecht ursprünglich sehr eng mit dem alten Shinto in Verbindung, und das machte sich die Regierung zunutze, um unter der Bevölkerung für Patriotismus zu sorgen. Das ging ungefähr ein Jahrhundert so, vom späten 19. Jahrhundert bis zum Ende des

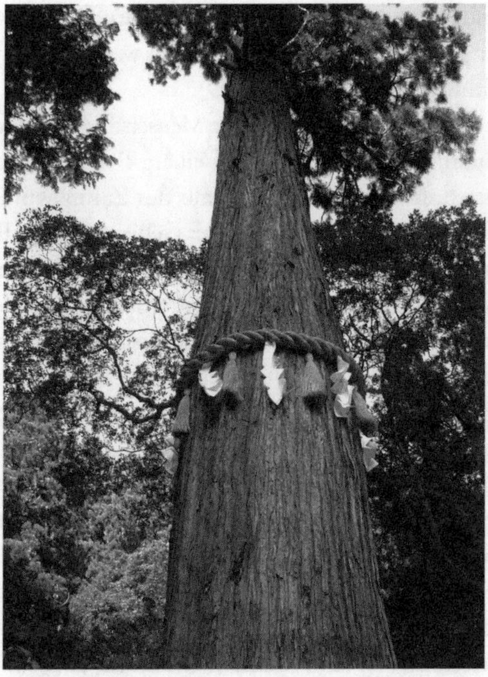

Baum mit Shimenawa (auf dem Berg Kurama).

Zweiten Weltkriegs. Von der Essenz des Shinto war das weit entfernt, er war ursprünglich sehr freundlich und friedliebend.

In ganz Japan gibt es auch heute noch viele schöne Shinto-Schreine, in denen weiter zeremonielle und symbolische Rituale durchgeführt werden. In Kyoto, wo ich lebe, werden zahlreiche Schreine verehrt und von Touristen besucht. Shinto-Schreine werden nicht in derselben Absicht wie buddhistische Tempel erbaut. Ich möchte kurz darauf eingehen, wie die ersten Shinto-Schreine entstanden.

Wie bereits gesagt, begann der Shinto als primitive animistische Verehrung von Naturphänomenen. In alten Zeiten lebten die Menschen in Harmonie mit der Natur und waren mit Ehrfurcht vor ihr erfüllt. Ihnen fiel auf, dass sie sich immer erfrischt fühlten, wenn sie sich in der Nähe eines bestimmten Naturobjekts oder eines speziellen Platzes aufhielten. Sie merkten, dass es sich gut anfühlte, nah bei einem bestimmten Baum oder Berg zu sein oder ihn zu berühren. Wenn man die Heilenergie darin entdeckte, wurde ein solcher Baum markiert, indem man einen heiligen Strick darum band, um ihn von den anderen Bäumen zu unterscheiden. Das war der Ursprung für die heutigen Shimenawa (s. Foto Seite 99).

In anderen Gegenden erspürten die Menschen die göttliche Energie an einem bestimmten Kraftplatz auf einem Berg und stellten einen Zaun darum auf. Der Raum innerhalb des Zauns wurde als heilig erklärt, durch ein Tor konnte man dieses Gebiet betreten. Diese Tor ist der Ursprung der Torii, die heute am Eingang von Shinto-Schreinen stehen. In wieder anderen Gegenden wurden verschiedene Naturobjekte verehrt, typisch waren ein großer Felsen oder ein mächtiger Wasserfall. Später wurde an diesen Plätzen eine kleine Hütte für diejenigen errichtet, die über das Heiligtum wachten. Sie beschützten den Ort nicht nur, sondern dienten auch als Medien, die den Menschen Botschaften der Götter übermitteln konnten, oder als Heiler, die mit ihren geistigen Fähigkeiten Kranken helfen konnten. Derart waren Shinto-Schreine zuerst Plätze, wo diese Heiler leben und ihre Rituale abhalten konnten. Wenn man diese Schreine heute besucht, kann man immer noch die gute Energie spüren.

Das Interessante am animistischen Shinto ist, dass ein Geist nicht nur in der Natur wohnen kann, sondern überall, selbst in unbelebten

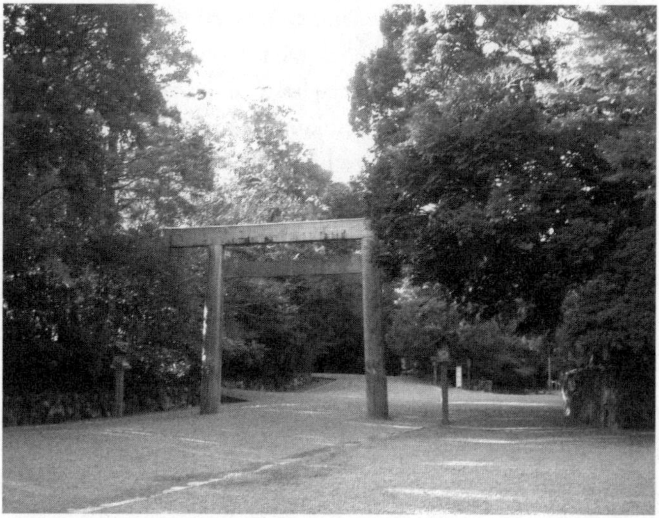

Torii Gate im Ise-Schrein

Gegenständen wie einem Haus, einem Ofen in einer Küche, einem Brunnen und sogar einem Schlafzimmer. Geister können auch in so etwas Unfassbarem wie Worten wohnen, die wir sagen oder schreiben. Diese Art von Geist nennen wir Kotodama.

Kotodama

Die japanische Sprache ist, wie bereits beschrieben, mehrdeutig und drückt Meinungen oder Vorstellungen nicht sehr klar aus. Es mag zwar etwas widersprüchlich klingen, aber seit uralten Zeiten haben die Japaner die Wörter verehrt. In Japan glauben wir, dass Wörter eine Energie haben. Diese Energie nennen wir Kotodama (Wort-Geist).

Kotodama ist eine wundersame Kraft, die Wörtern innewohnt und über Glück oder Unglück entscheidet, je nachdem, wie die Wörter verwendet werden. Davon war man im alten Japan fest überzeugt, und noch heute handeln die Japaner bewusst oder unbewusst dementsprechend. Wenn beispielsweise jemand sagt, etwas könnte schief gehen, würden die anderen erwidern: „Sag nicht so etwas Verhängnisvolles! Was, wenn das es wirklich geschehen lässt?“ Es gibt bestimmte Wörter, die man aus schweigender Übereinkunft bei gewissen Anlässen nicht verwenden sollte. Wörter wie „zerbrechen“, „beenden“ oder „schneiden“ sollten nicht auf Hochzeitsfeiern benutzt werden, und zum Abschluss seiner Glückwunschrede an das frischvermählte Paar würde ein Gast nicht sagen „Ich schließe meine Rede“, sondern „Ich verknote meine Worte“. Das zeigt, dass wir immer noch glauben, Situationen durch die Macht der Worte, die wir benutzen, heraufbeschwören zu können. Unsere Ahnen nutzten die Macht der Kotodama bewusst, um ihre Umgebung oder das Geschehen zu beeinflussen. Deshalb wählten die alten Japaner ihre Worte sehr sorgfältig, was die Mehrdeutigkeit der japanischen Sprache befördert haben mag.

Japaner werden heute oft von Westlern kritisiert, weil wir keine klare Meinung äußern, sondern stattdessen eher seltsam lächeln. Das muss für Nicht-Japaner verwirrend sein und macht es ihnen schwer zu verstehen, was ihr japanischer Gegenüber gerade denkt. Einer der Gründe für diese Tendenz ist unsere unbewusste Angewohnheit, sehr vorsichtig mit unseren Worten zu sein. Das hat in der heutigen globalen Politik manches Mal für Missverständnisse gesorgt. Doch nichtsdestoweniger wird dadurch, die Wörter dermaßen zu verehren, ein sehr schönes spirituelles Klima geschaffen, und ich habe gehört, Japanisch sei eine der reinsten Sprachen der Welt. Wir kennen kaum Schimpfwörter. Ich bin froh, dass es in Japan seit kurzem eine Bewegung gibt, die die Kultur der Wertschätzung schöner Wörter wieder aufleben lassen will. Bücher über schöne japanische Wörter stehen heute auf den Bestsellerlisten.

Der Beweis für Kotodama-Energie – ein Treffen mit Masaru Emoto

Wörter haben Energie. Gute Worte haben eine gute Schwingung und geben großartige Energie. Ich wollte immer beweisen, dass eine solche unsichtbare Energie existiert, aber ich wusste nicht, wie ich das Unsichtbare sichtbar machen sollte. Daher war ich begeistert, als Masaru

Emoto einen Weg dafür fand. Seine innovative Idee, die Kristalle von gefrorenem Wasser zu fotografieren, ermöglicht es zu zeigen, wie Wörter das Wasser beeinflussen. Herr Emoto klebte schöne Worte wie „Ai" (Liebe) oder „Arigato" (danke) auf Flaschen mit Wasser, fror es bei einer bestimmten Temperatur ein und machte Eiskristalle daraus. Schöne Wörter schufen wunderbar geformte Kristalle. Hässliche Worte ergaben eine hässliche oder gar keine Form. Selbst wenn es sich um Leitungswasser in einer Großstadt handelt und somit nicht sehr natürlich ist – wenn man das Wasser mit schönen Wörtern behandelt, verbessert sich seine Qualität.

Herr Emoto und sein Team begannen mit diesen Experimenten, um zu sehen, ob Wasser auf Musik reagiert. Sie fanden heraus, dass Wasser, dem sie schöne Musik vorspielten, einen schönen Kristall ergab. Dann kamen sie spontan auf die interessante Idee, ob Wörter vielleicht eine ähnliche Wirkung ausüben würden. Es war ein großer Erfolg. Dank ihrer Arbeit können wir nun unfassbare Energie wie die der Wörter mit eigenen Augen sehen.

Masaru Emoto schreibt in seinem Buch „Die Botschaft des Wassers":

> *„Die Ergebnisse waren wirklich Aufsehen erregend. Das Wasser, das* ***Danke*** *gelesen hatte, bildete einen wunderschönen, eindeutig sechseckigen Kristall aus. Der Kristall des Wassers, das* ***Dummkopf*** *gelesen hatte, dagegen war wie bei Heavy-Metal-Musik in tausend Stücke zersprungen. [...] Dieser Versuch hat uns gelehrt, wie wichtig doch die Worte sind, die wir täglich aussprechen. Sprechen wir positive Worte aus, so beeinflussen wir die Schwingungen der Dinge zum Guten hin. Wenn man aber mit negativen Worten um sich wirft, führt es zur Zerstörung.*

In seinem Buch erklärt er weiterhin, dass unser Körper zu 70 % aus Wasser besteht. Daraus können wir schließen, dass Worte mit einer bestimmten Schwingung das Wasser in uns beeinflussen. Deshalb ist es von vitaler Bedeutung, sich selbst und anderen gegenüber gute Worte zu verwenden.

Masaru Emotos Bücher sind in den letzten Jahren in westlichen Ländern, vor allem in der Schweiz, sehr populär geworden. Ich achte ihn schon seit langem. Als ich 1992 sein erstes Buch über Hado (Wellenfluktuation, Schwingung) las, war ich begeistert – endlich war es so weit, die Existenz unsichtbarer Energie konnte nachgewiesen werden. In der Quantenmechanik basiert alles auf der Schwingung von Molekülen. Der menschliche Körper, die Gedanken und Gefühle werden ebenfalls durch eine Schwingung übertragen, die auf Japanisch Hado heißt. Emotos Entdeckung, dass Krankheit mit einer Verzerrung des Hado beginnt, beeindruckte mich sehr.

Diese Verzerrung muss dasselbe sein, was wir im Reiki Byosen nennen. Herr Emoto begann mit Wasser zu arbeiten, um die Verzerrung zu richten, indem er positive Information in das Wasser kopierte und es den Erkrankten zur Heilung ihrer Krankheiten zu trinken gab. Im Reiki finden wir den Byosen mit den Händen und geben Reiki auf diese Stelle. Wir verwenden unterschiedliche Methoden, aber die Grundidee dahinter ist dieselbe.

Ich war so fasziniert von dieser Vorstellung, dass ich eine Lehrerausbildung am IHM (International Hado Membership, Masaru Emotos Organisation) machte, um seine Theorien genauer zu studieren. 2004 lud ich Masaru Emoto zu Vorträgen vor Jikiden Reiki-Schülern in Tokyo und Kyoto ein. Mein Traum, Reiki-Energie in Form eines Kristalls zu zeigen, wurde Wirklichkeit. Ich konnte die Organisation überreden, das mit Jikiden Reiki aufgeladene Wasser zu untersuchen. Die Bilder können sie auf unten sehen.

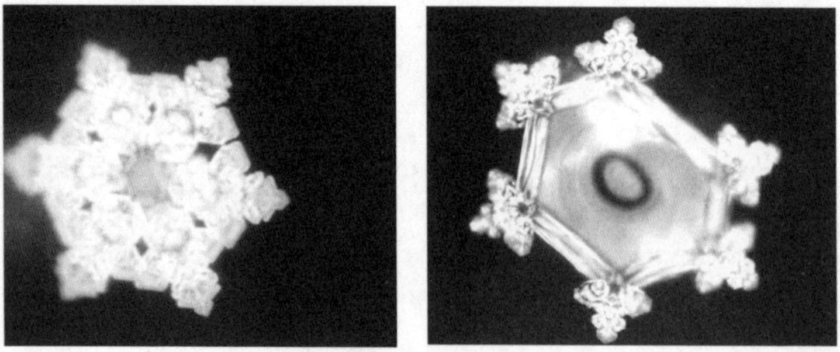

Links: Wasser mit dem Kotodama „Seiheki".
Rechts: Mit Jikiden Reiki aufgeladenes Wasser (ihm051109014).

Leider kann ich an dieser Stelle mit meinen Erklärungen zu Masaru Emotos Ideen nicht weiter ins Detail gehen. Ich schlage Ihnen vor, direkt seine Bücher zu lesen, um mehr über seine wunderbare Arbeit zu erfahren. Sie sind in mehrere Sprachen übersetzt, die deutschen Ausgaben sind im Koha-Verlag erschienen. Wenn Sie die Bilder der wunderschönen Kristalle sehen, die die Liebesenergie von Wörtern erschafft, werden sicher auch Sie nur noch positive Wörter in den Mund nehmen wollen.

Shinto und Kotodama im Reiki

Gokai zur Reinigung eines Ortes mit Kotodama

Kotodama wohnt dem Reiki inne, zum Beispiel in den Gokai. Wie ich schon im vorherigen Kapitel erwähnt habe, ist die Befolgung der Gokai (der fünf Lebensregeln) für uns Reiki-Praktizierende essenziell. Die fünf Lebensregeln sind wichtig, um die psychische Gesundheit aufrechtzuerhalten, und im Ergebnis wird man auch auf der körperlichen Ebene gesund sein.

Der Wortlaut der Gokai stammt ursprünglich von Usui Sensei. Er sammelte nützliche Grundsätze aus den verschiedenen Lehren, mit denen er sich beschäftigt hatte, und griff auf die Werke früherer Meister zurück. Der Wortlaut der Gokai enthält Kotodama, denn die guten Worte wurden von unserem großen Lehrer Usui Sensei sorgfältig ausgewählt.

Hayashi Sensei forderte die Teilnehmer an seinen Seminaren immer auf, die Gokai vor der Schriftrolle zu rezitieren, auf der die Lebensregeln standen. Das machten sie vor jeder Reiju (Einstimmung). Durch die Rezitation wurde der Raum mit der großen Kraft der Kotodama gereinigt und die Atmosphäre für die Einstimmung vorbereitet.

Wir halten das heute bei unseren Jikiden Reiki-Seminaren genauso. Der Klang der Worte enthält große Kotodama-Energie, deshalb verlangen wir selbst von den nicht-japanischen Teilnehmern, sie im japanischen Original zu rezitieren. Ich habe immer die Schriftrolle dabei, auf der die Gokai geschrieben stehen. Die Kalligraphie darauf ist die Replik der ursprünglichen Rolle, die Hayashi Sensei persönlich beschrieben hatte. Früher trug Hayashi Sensei allen Shihans auf, sie sollten die Schriftrolle in dem Raum aufhängen, wo sie Reiju gaben. Im Jikiden Reiki verlange ich von den Shihan-Schülern dasselbe, wenn sie unterrichten. Die hervorragenden, von Usui Sensei ausgewählten Worte, in Verbindung mit Hayashi Senseis kraftvoller Handschrift, geben der Schriftrolle eine wunderbare Energie. Manche Schüler sagen, sie könnten im Dunkeln sehen, wie sie Licht ausstrahlt. Es verändert die Atmosphäre im Raum erheblich.

Die Schriftrolle wird im Jikiden Reiki-Institut verkauft. Ich benutze das Verb „verkaufen", doch das ist an dieser Stelle nicht der beste Begriff. Die Schriftrolle ist nicht für jeden erhältlich. Schüler müssen warten, bis sie Shihan-kaku sind, um sie erwerben zu dürfen. In meiner Familie galt es als große Ehre, die Schriftrolle von Hayashi Sensei zu erhalten. Wir registrieren die Leute, an die wir die Schriftrolle ausgeben.

Kamiza und Shimoza –Energiefluss in einem Raum

Den Ort, wo man die Schriftrolle aufhängt, muss man sorgfältig auswählen. In jedem Raum gibt es eine bestimmte Richtung für ki (Chinesisch qi) oder den Energiefluss. Wir müssen die höchste Energiestelle (Kamiza) im Raum finden, denn die Energie fließt gewöhnlich wie ein Fluss von oben nach unten. Kamiza ist der höhere Teil und Shimoza der niedrigere. Die Anwendung dieses Shinto-Konzeptes kann man heute noch in Alltagssituationen wie auf Konferenzen in einem Unternehmen beobachten. Es gibt eine bestimmte Sitzordnung. Normalerweise sitzt die Führungspersönlichkeit an Kamiza, damit die Konferenz so glatt wie möglich läuft. Es ist empfehlenswert, dieses Konzept des Energieflusses im Kopf zu behalten, besonders wenn wir mit einer Energie wie Reiki arbeiten. Deshalb hängen wir die Schriftrolle an die Stelle der höchsten Energie und dort steht auch der Lehrer in einem Seminar.

Wie findet man Kamiza?

In einem japanisch eingerichteten Raum ist es leicht, Kamiza zu finden. In einem traditionellen Zimmer gibt es normalerweise eine Nische, die Tokonoma genannt wird, und das macht diesen Platz zu Kamiza. Üblicherweise wird es in der Ecke eingerichtet, die am weitesten entfernt vom Eingang des Zimmers liegt. Dort hängt oft eine Rolle mit einem Bild oder einer Kalligraphie, je nach Jahreszeit oder Gelegenheit ausgewählt. Dort könnte man die Gokai-Rolle gut aufhängen. Doch wenn Sie ein Seminar in einem Raum westlichen Stils geben, müssen Sie einen entsprechenden Platz für Tokonoma finden. Die höchste Energiestelle in einem Raum ist die Ecke, die am weitesten vom Eingang entfernt ist. Danach kann man sich auch in einem westlichen Raum richten, dort hängen Sie also die Schriftrolle auf. Dieser Bereich sollte sauber und ordentlich gehalten werden.

Immer wenn ich außerhalb von Kyoto Seminare im Konferenzraum eines Hotels gebe, wähle ich den Platz für die Schriftrolle auf diese Art.

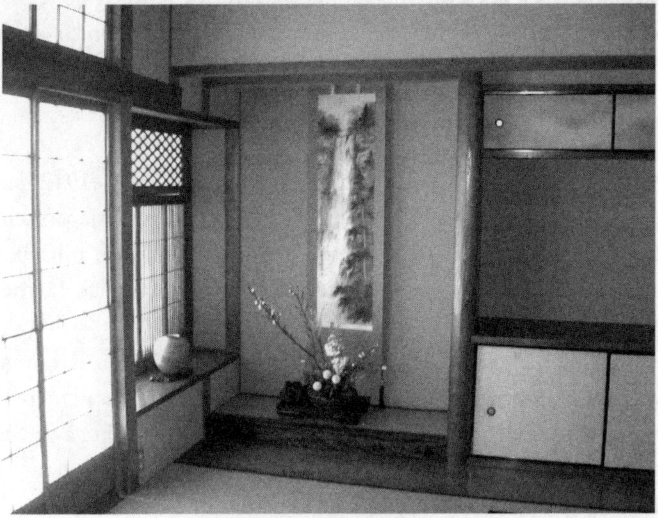

Beispiel für Tokonoma

Dieses Konzept wird auch für Behandlungen angewendet. Wenn möglich, sollte der Gebende sich an der höchsten Energiestelle des Raums befinden. Und es ist besser, den Kopf des Empfängers in Richtung Kamiza zu positionieren, denn die Energie fließt durch den Kopf des Empfängers in den Körper hinein. Sie als Reiki-Praktizierender sitzen an Kamiza und geben zu Beginn dem Kopf des Empfängers Reiki. (Danach können Sie sich an andere Stellen begeben, um Ihre Hände auf andere Körperteile des Empfängers zu legen.)

Ich spreche oft in Seminaren über dieses Thema und bin überrascht, wie viele westliche Teilnehmer sich für dieses Konzept interessieren.

Kotodama und Gyosei

Kotodama und Shinto sind auch klar in den Gyosei spürbar, den Waka-Gedichten des Meiji-Kaisers, zu deren Rezitation Usui Sensei seine Schüler ermunterte. Für normale Japaner gehört der Kaiser ganz natürlich zu ihrer japanischen Identität, deshalb möchte ich an dieser Stelle etwas mehr Hintergrund zu den Gyosei des Meiji-Kaisers geben. Seine traditionell japanischen Gedichte zeigen unsere Tugend, das Einfache zu ehren. Waka verwenden genau wie Haikus nicht viele Worte und überlassen die Interpretation ihrer Bedeutung dem Leser. In Kapitel 3 habe ich bereits weiterführende Erläuterungen zu einigen Gyosei gegeben.

Der Meiji-Kaiser

Es wird oft gesagt, der Meiji-Kaiser (Regierungszeit 1868–1912) habe mehr Adel ausgestrahlt als jeder andere Herrscher in der japanischen Geschichte. Er war ein sehr offener, gefühlvoller Mann, mit einem ausgeprägten Sinn für Wohltätigkeit. Er war empfänglich für neue Ideen, doch unbeirrbar in seinen Überzeugungen.

In der damaligen Zeit waren die Politiker der ersten Reihe eindrucksvolle Führungspersönlichkeiten, die dem Umbruch in der Übergangsperiode zwischen den letzten Tagen des Tokugawa Shogunats[16] und der Modernisierungsphase der Meiji-Restauration[17] im späten 19. Jahrhundert standgehalten hatten und darüber hinaus an der Macht geblieben waren. Vom Meiji-Kaiser jedoch hieß es, er strahle eine so durchdringende Energie aus, dass selbst diese großen Männer ins Schwitzen gerieten, wenn sie vor ihn treten mussten. Es ist leicht vorstellbar, wie groß die Autorität des Kaisers beim japanischen Volk damals war.

Die Anerkennung der großen Qualitäten des Meiji-Kaisers ging aber sogar über die Landesgrenzen hinaus. Der damalige Präsident der Vereinigten Staaten von Amerika, Franklin Roosevelt, stattete dem Meiji-Kaiser einen Besuch ab und hatte eine persönliche Unterredung mit ihm. Seinen Eindruck vom Kaiser kommentierte er so: „Die unglaubliche Persönlichkeit des Meiji-Kaisers ist mit keinem anderen Staatsoberhaupt irgendwo auf der Welt vergleichbar, und das zu keiner Zeit der Geschichte. Er ist der großartigste Herrscher und Japan kann sich glücklich schätzen, ihn zu haben. Unter seiner Fürsorge wird es zu Wohlstand kommen, den andere nie erreichen könnten."

Möglicherweise wollte Präsident Roosevelt höflich sein, doch es war ziemlich ungewöhnlich für ein Staatsoberhaupt, einen anderen Herrscher in dieser Weise zu rühmen. Man könnte meinen, der Präsident sei so sehr vom Meiji-Kaiser beeindruckt gewesen, dass er zeitweise seinen Status vergaß, um solch ein großes Kompliment auszusprechen.

Der Meiji-Kaiser war als schweigsamer Mensch bekannt, der seine inneren Empfindungen in Gedichten ausdrückte. Als talentierter Literat schrieb er im Laufe seines Lebens über 100.000 Gedichte. Angenommen, pro Tag habe er 10 Stück geschrieben, dann brauchte er immer noch etwas mehr als 27 Jahre, um das zu vollbringen. Seine Gedichte wurden nicht nur als erzieherische, sondern auch als kulturelle Werte Japans bejubelt. Usui Sensei bewunderte die Ausstrahlung des Meiji-Kaisers und seine zahlreichen Tugenden so sehr, dass er seine herausragendsten Gedichte als Richtlinien für die spirituelle Entwicklung seiner Schüler auswählte.

Der aktuelle japanische Kaiser oder Tenno, Kaiser Akihito, gehört der dritten Generation nach dem Meiji-Kaiser an. Sein Vater, Kaiser Hirohito (der Showa-Kaiser), gab eine Erklärung ab, die seine eigene Göttlichkeit verleugnete, nachdem Japan den Zweiten Weltkrieg verloren hatte. Damit verzichtete der Kaiser auf die Regierungsmacht. Die Nachkriegsverfassung von 1947 definierte den Kaiser als „Symbol für den Staat und die Einheit des Volkes" statt als Herrscher des Landes.

Die Kaiserfamilie wird noch heute in Japan geachtet, aber eher auf liebevolle Weise. Der aktuelle Kaiser und die Kaiserin sind beim Volk beliebt, weil sie sorgend und warmherzig sind. Die jüngere Generation steht ihnen relativ gleichgültig gegenüber. Die Situation heute ist völlig anders als zu der Zeit, als der Meiji-Kaiser an der Macht war.

Einfluss des Buddhismus auf den Shintoismus

Im 6. Jahrhundert (538) wurde der Buddhismus über China und Korea aus Indien eingeführt. Er hatte vielfältigen Einfluss auf die japanische Kultur. Auch der alte Volksglaube Shintoismus wurde vom Buddhismus beeinträchtigt. Der polytheistische Shinto mit seinen „Yao-yorozu no kami" bzw. 8 Millionen Göttern hatte die verschwommene religiöse Identität der Japaner begründet. Selbst heute hängen Japaner nicht sehr bestimmt einem einzigen Glauben an. Viele der Japaner heute nennen sich zwar Buddhisten, doch die meisten haben keine klare buddhistische Identität.

In Japan besuchen viele Menschen einen Shinto-Schrein, wenn ein Baby geboren wird, heiraten in einer christlichen Kirche, auch wenn sie selbst überhaupt keine Christen sind (viele junge Leute ziehen heute eine Hochzeit im westlichen Stil vor), und führen die Bestattung in einem buddhistischen Tempel durch. Diese Inkonsequenz muss auf Nicht-Japaner befremdlich wirken, aber Japaner empfinden das gar nicht als inkonsequent. Daher vermute ich, dass es auch den alten Japanern nicht schwer gefallen sein dürfte, die neu eingeführte Religion des Buddhismus zu akzeptieren.

Buddhismus und Shintoismus lebten ziemlich natürlich nebeneinander. Die Shinto-Schreine wurde zu Wachplätzen und Bindegliedern zu den buddhistischen Klöstern. Daher stößt man heute, wenn man in Japan einen buddhistischen Tempel besichtigt, in seinem Inneren oft auf einen Schrein. Der Shinto hat sich immer sehr flexibel und natürlich gewandelt, auch wenn einige Shinto-Praktizierende diesen Wandel nicht mitmachen wollten und sich lieber in die Berge zurückzogen, um den alten Shinto in seiner reinen Form weiterzupraktizieren. Heute gibt es eine Bewegung, diesen ursprünglichen Shinto wieder ins Leben zu rufen.

Zen-Buddhismus

Ich möchte noch einen weiteren Schlüssel zum besseren Verständnis der Japaner nennen – den Geist des Zen. Ich werde aber nicht sehr in die Tiefe gehen, denn ich könnte mir vorstellen, dass einige der Leser mehr über Zen wissen als ich. Ich möchte nur einige Worte dazu sagen, wie das Zen die japanische Weltsicht beeinflusst hat. Damit möchte ich Ihnen helfen, einen anderen Aspekt der japanischen spirituellen Kultur zu erfassen.

Das Zen wurde aus China nach Japan gebracht und entwickelte sich dort zu einer japanischen Version. (Wie ich gehört habe, war die chinesische Version des Zen bereits sehr anders als der ursprüngliche indische Buddhismus.) Lesen Sie für mehr Information bitte in Fachbüchern nach, z. B. „Zen und Japanische Kultur" von Daisetz T. Suzuki.

Ende des 12. Jahrhunderts wurde in Japan eine zen-buddhistische Sekte gegründet. Der Geist des Zen beeinflusste den japanischen Charakter tief. Das letztendliche Ziel des Zen ist dasselbe wie im ursprünglichen Buddhismus – sich vom Leiden zu befreien und alle Leidenden zu retten.

Eine Charakteristik des Zen-Buddhismus ist es, dass die spirituelle Erleuchtung (oder Satori) durch die Zazen-Praxis erlangt werden soll, d. h. durch Sitzen in Meditation. Selbstkontrolle wird stark betont, was die Klasse der Samurai (Krieger) ansprach, da dies ihrer jahrhundertealten Ethik glich. Unser verehrter Usui Sensei verbrachte drei Jahre in einem Zen-Tempel auf der Suche nach Erleuchtung, An-Jin-Ryu-Mei oder dem Zustand vollständigen Geistesfrieden.

Das Zen brachte in Japan – wie auch in China – viele Künste hervor. In Japan wurden die schönen Künste wie Shodo (japanische Kalligraphie), Kado (japanische Blumenarrangements), Kyudo (japanisches Bogenschießen), Sado (japanische Teezeremonie) usw. gepflegt. Sie wurden entwickelt, um den Menschen zu helfen, sich auf eine Sache zu konzentrieren und in einen Geisteszustand einzutreten, der nicht von einem beschäftigten bewussten Verstand gestört wird. Zen trug auch dazu bei, unser Schönheitsempfinden zu bilden, voll der Wertschätzung für „raffinierte Einfachheit" und Stille.

Doch bedauerlicherweise scheinen viele Japaner heute dieser schönen Seite unserer Tradition gegenüber gleichgültig zu sein, die unseren Ahnen so wichtig war. Ausländische Besucher, die auf der Suche nach dieser spirituellen Qualität nach Japan kommen, müssen von diesem jüngsten Trend enttäuscht sein. Tatsächlich verstehen und schätzen die Besucher die Werte der traditionellen japanischen Kultur oft sehr viel mehr als die Japaner selbst.

Die Japaner und Reiki heute

Nicht nur Shinto und Buddhismus, auch andere Religionen wie der esoterische Buddhismus, der Konfuzianismus und selbst das Christentum haben den ursprünglichen spirituellen Hintergrund in Japan stark beeinflusst. Ich weiß nicht genug darüber, um hier im Detail darauf einzugehen, aber ich kann sagen, dass die Japaner neue Ideen flexibel aufgenommen und sie so angepasst haben, dass es ihrem eigenen Geschmack entsprach. Manche davon haben sich stark weiterentwickelt und hier in Japan eine größere Blüte erreicht als an ihrem Ursprungsort. Japaner neigen dazu, neue Ideen zu schätzen, die aus anderen Ländern eingeführt werden. Ich frage mich, ob das auch bei Reiki der Fall war.

Reiki hatte seinen Ursprung in Japan, doch dann wurde es still darum. Es gewann wieder an Popularität, nachdem es aus der westlichen Welt neu eingeführt worden war. Ich glaube, ohne diesen Umweg wäre es für Reiki sehr schwer gewesen, ein Revival zu erleben. Viele

Japaner fragten sich erst, was Reiki wohl sei, als sie hörten, es sei im Westen populär. „Hmm, Reiki, das klingt wie ein japanisches Wort, aber ich habe noch nie davon gehört. Was ist das wohl?“ So begann das Interesse vieler Japaner für Reiki. Ein typisches Kuriosum: Japaner kaufen etwas Japanisches, wenn sie merken, dass Nicht-Japaner es schätzen. Wenn Reiki nicht aus dem Ausland eingeführt worden wäre, hätten die modernen Japaner es vielleicht völlig ignoriert, als eine altmodische Methode aus der Vergangenheit. Deshalb bin ich fest überzeugt, dass die Reise rund um den Erdball für Reiki notwendig war.

Auf dieser Reise hat Reiki jedenfalls großartige Energie ausgestrahlt. Überall ist es willkommen geheißen und geschätzt worden, dank der Menschen auf der ganzen Welt, und jetzt wird es auch in seinem alten Zuhause willkommen geheißen. Unterwegs gewann Reiki an verschiedenen Orten viele unterschiedliche schöne spirituelle Werte. Jetzt sollte Reiki auch die ursprüngliche japanische Einfachheit wieder neu in Betracht ziehen und sie den Menschen in der ganzen Welt als Gegengabe zurückgeben. Außerdem hoffe ich, dass wir Japaner uns an unsere traditionelle Kultur erinnern werden, die unsichtbare Geister achtet, die uns durch das Erlernen von Reiki segnen. Ich bin mir sicher, Reiki wird weiterhin als Brücke dienen, um Menschen mit Menschen zu verbinden, und Menschen mit dem Universum.

Reiki oder 靈氣?

Das Wort „Reiki“ ist heute auf der ganzen Welt verbreitet. Sogar das Collins English Dictionary stellt das Wort mit der Definition „Art der spirituellen Therapie“ vor. Die Gale Encyclopedia of Alternative Medicine in den USA nahm das Wort Reiki mit einem positiven Kommentar auf: „Reiki – eine Berührungstherapie, die ähnlich wie traditionelle Massagetherapien verwendet wird und auch ähnliche Wirkungen erzielt – es lindert Stress und Schmerzen und bessert die Symptome verschiedener Krankheiten.“

Ursprünglich wurde Reiki in japanischen Kanji 靈氣geschrieben. Kanji ist eine der drei Arten, wie in Japan geschrieben wird. Die Schriftzeichen kommen aus China und haben alle eine Bedeutung. Die beiden anderen Schriften sind Lautschriften.

Heute wird Reiki in Japan oft in einer der beiden phonetischen Schriften geschrieben, in Katakana, so als wäre es ein Fremdwort. Obwohl Reiki ursprünglich aus Japan kommt, ist heute das Reiki stärker verbreitet, was aus dem Westen wiedereingeführt wurde.

Ein anderer Grund, warum die Verwendung der ursprünglichen Kanji manchmal lieber vermieden wird, ist, dass das Schriftzeichen靈 (Rei) mit etwas Unheimlichem wie einem Gespenst assoziiert wird. Daher verstehen viele heutige Japaner die wahre Bedeutung des Wortes völlig falsch. Einige religiöse Gruppen verwendeten dieses Zeichen in ihren Namen, weshalb Reiki von Japanern leicht für eine davon gehalten wird, wenn sie nur den Namen hören.

Kanji-Schriftzeichen sind Piktogramme und Ideogramme. Das Kanji 靈 (Rei) schließt in sich eine tiefe Bedeutung ein. Anders als die Deutung „Geist der Toten", bedeutet das Wort eigentlich „eine Seele", „ein Gott", „göttliches Wesen", „Heiligkeit", „ehrfurchtsvoll" oder „Gnade". Daher deutet Rei-ki auf eine göttliche Energie hin, die höchste aller Sonnenenergien.

Wenn wir es uns noch mehr im Detail ansehen, stoßen wir auf eine interessante Botschaft. Das Zeichen靈ist in drei Teile unterteilt, und jeder der Teile hat eine Bedeutung. Der obere Teil des Zeichens 靈 besteht aus 雨 und 口口口. Der oberste, 雨, bedeutet Regen. Im alten China war Regen unabkömmlich für die Landwirtschaft, deshalb wurde er als Segnung des Universums angesehen. Im Teil darunter sehen Sie 口口口. Jedes der viereckigen Kästchen steht für einen Mund oder einen Behälter (utsuwa 器 – ein Körper mit Mündern). Die beiden oberen Teile symbolisieren also, wie wir göttliche Energie durch unseren Mund in unseren Körper (als einen Behälter) empfangen. Der untere Teil, 巫 weist auf ein Medium hin, jemand, der Gott dient und uns die Botschaften des göttlichen Wesens übermittelt.

So trägt das Zeichen 靈 eine bedeutungsvolle Botschaft in sich. Insgesamt besagt es, dass der Mensch die Fähigkeit besitzt, sich mit dem göttlichen Wesen zu verbinden, um nur gute Energie zu empfangen (durch ein Medium), was nicht nur wunderbar bei körperlichen Symptomen wirkt, sondern auch auf der spirituellen Ebene.

Der andere Teil des Worts, das Zeichen 氣(ki), ist im heutigen Japan zu 気verkürzt worden. Wenn Sie die beiden Zeichen vergleichen, werden Sie einen leichten Unterschied im unteren Teil entdecken. Das alte Zeichen ist 米, das neue hingegen メ.

Dieser Unterschied ist sehr bedeutsam, und wir möchten bei dem alten Zeichen bleiben mit 米, denn seine Form zeigt, wie die Energie ausstrahlt. Die Bedeutung des Zeichens selbst ist auch wichtig. Das Zeichen 米bedeutet Reis, was insbesondere für die Menschen in asiatischen Ländern eine Quelle der Energie ist. Die Version mit メ weist auf X bzw. „beenden oder stoppen des Energieflusses" hin.

Vielleicht meinen Sie, das sei nur eine Wortspielerei, aber wir glauben, die Wahl der Worte ist sehr wichtig, denn die Worte haben Energie. Unsere Vorfahren schufen sie mit viel Geist (das nennen wir Kotodama oder Wort-Geist, wie bereits erklärt). Wir möchten ihnen die Ehre erweisen und wollen sie daher nicht verändern.

Einige Anmerkungen zum japanischen Schriftsystem

Kanji, Hiragana und Katakana

Geschriebenes Japanisch ist eine Mischung aus drei Schreibsystemen. Die erste und hauptsächliche Schriftart sind die **Kanji.** Das sind Ideogramme, die ursprünglich aus China eingeführt wurden. Jedes Kanji-Zeichen symbolisiert ein Konzept und wird verwendet, um Inhaltsworte zu schreiben oder Wurzelelemente, die mit Hiragana bzw. japanischen phonetischen Symbolen ergänzt werden. Die zweite Schrift ist **Hiragana,** ein Lautalphabet, das im 9. Jahrhundert als eine effiziente Art, Japanisch zu schreiben, entwickelt wurde. Sie füllt die Lücken, die aus den Unterschieden der beiden Sprachen (Japanisch und Chinesisch) erwachsen, und wurde aus der Form der chinesischen Schriftzeichen abgeleitet. Sie dient auch Grundschulkindern als Trittstein, bevor sie die komplizierteren Kanji lernen. Die dritte Schrift ist **Katakana,** ebenfalls ein phonetisches Alphabet, das heute hauptsächlich zum Schreiben von ausländischen Wörtern benutzt wird. Seit den 80er-Jahren ist Reiki oft in Katakana geschrieben worden, z. B. in Zeitschriften und der Werbung von Japanern, die Westliches Reiki praktizieren. Damit wird suggeriert, es sei etwas Ausländisches.

English woman in Kyoto –

von Amanda Jayne

Eine kulturelle Perspektive – meine Erfahrung in Japan

Als ich das erste Mal nach Japan kam, hatte ich die naive Vorstellung, dass ich nach sechs Monaten die japanische Kultur völlig verstehen würde. Das ist nicht eingetreten. Heute, fast fünf Jahre später, kann ich ehrlich sagen, dass ich die japanische Kultur immer noch nicht verstehe. Ich habe jedoch herausgefunden, dass es sehr leicht ist, sich in diese Kultur zu verlieben, gerade weil sie so vielschichtig ist und eine unglaubliche Tiefe hat, von der mir viele Japaner sagen, dass sie sie auch nicht verstehen. Ich denke, diese Tiefe kann auch trügerisch sein. Wenn man sich die junge japanische Gesellschaft heute an ihrer Oberfläche ansieht, kann man leicht denken, dass nur wenig von der alten Kultur und Tradition übrig geblieben ist. Doch darunter liegen Schichten der alten Kultur, die immer noch mit dem Leben und den grundlegenden Überzeugungen verwoben sind. Ich stelle mir das wie einen dicken gewebten Wandteppich vor, an dem oben neue Fäden hinzugefügt worden sind, die aber so fest mit den alten verwoben sind, dass sie unentwirrbar miteinander verbunden sind, auch wenn es von oben manchmal so aussehen mag, als gebe es mehr neue Fäden als alte.

Manche Menschen hier leben an der Oberfläche und wollen sich die Schichten darunter nicht ansehen, während andere aktiv die traditionelleren Aspekte der Kultur erlernen. Zum Beispiel die Teezeremonie (Sado), Kalligraphie (Shodo) oder japanische Blumenarrangements (Ikebana), um nur einige zu nennen. Meine erste Erfahrung mit diesen Traditionen führten mich zu der Überlegung, wie etwas, bei dem so wenig geschieht, so tief in einer Kultur verwurzelt sein konnte. Als ich die Teezeremonie ausprobierte, fand ich mich in einem hölzernen Teehaus wieder, wo ich sehr lange schweigend auf Tatami-Matten saß, während einige Frauen in schönen Kimonos ein sehr einfaches, aber langwieriges Ritual der Teebereitung durchführten, wozu sie spezielle Utensilien benutzten, die jedem im Raum gezeigt wurden, bevor sie anfingen. Nach zehn Minuten rutschte ich unruhig auf meinem Kissen herum und sah mich im Zimmer nach irgendetwas um, das meine Aufmerksamkeit aufsaugen konnte. Es gab nichts als die Kalligraphie eines Kanji-Zeichens an der Wand, eine Blume und die Schiebewände aus Papier um uns. Es schien mir unendlich zu dauern, bis wir unseren Tee tranken.

In den letzten Jahren habe ich jedoch zu schätzen gelernt, dass die meisten Japaner eine angeborene Wertschätzung für die exquisite Schönheit zu haben scheinen, die man in den einfachsten Dingen sehen kann, wenn man sich nur die Zeit nimmt, sich hinzusetzen und mit ihnen zu sein. Jetzt kann ich sehen, dass es bei der Teezeremonie nicht so sehr darum geht, eine Tasse Tee zu trinken (meine ursprüngliche Vorstellung), sondern darum, die Schönheit in allen Dingen zu ehren, von den Utensilien über die Kalligraphie an der Wand bis zur Stille und Atmosphäre im Raum – und selbst die Bewegungen der Teilnehmer. Mir ist sehr bewusst, dass ich vielleicht immer noch nicht die Konzepte dahinter erfasst habe, aber das ist, wo ich im Moment stehe, und es fühlt sich so an, als ob mir dies andere Aspekte der Kultur näher bringen würde.

Obwohl manche Japaner eher in den neueren, oberen Schichten des Wandbehangs leben, merke ich, dass der Einfluss der tieferen Schichten im Alltagsleben immer noch gegenwärtig ist. Vermutlich ebenso, wie die Schreine und Tempel in der Nähe oder manchmal sogar mitten zwischen den Designer-Läden in den Geschäftsstraßen von Kyoto liegen, sind viele der spirituellen Konzepte des alten Shinto und der religiösen Konzepte des Buddhismus ein integraler Bestandteil der Sprache und der Gesellschaft. Wenn ich Japaner gefragt habe, ob sie Anhänger des Buddhismus oder des Shintoismus sind, habe ich oft die Antwort erhalten, sie seien zwar Buddhisten, es sei aber unmöglich, kein Shintoist zu sein. Shinto sei nicht so sehr eine Religion als vielmehr wahre Wertschätzung und Achtung für die göttliche bzw. „Kami“-Energie, die in allem ist, insbesondere in der Natur und in allen, die diese Welt vor uns verlassen haben. Manche Leute scheinen das als Teil ihrer japanischen Identität anzusehen. Mich hat die Verbindung zwischen Shinto und japanischem Buddhismus im heutigen Japan früher verwirrt – und nachdem ich viel darüber gelesen habe, kann ich guten Gewissens sagen, dass ich immer noch verwirrt bin. Wie bei so vielen anderen Aspekten japanischer Kultur mag der Unterschied zunächst offensichtlich scheinen, doch sobald man die Schichten aufdeckt, gibt es Kreuzungen und Verbindungen, die nur schwer erkennen lassen, wo eines endet und das andere beginnt. Klar ist aber wieder, dass in beiden Philosophien die Konzepte der Einfachheit und der Schönheit in allen Dingen zu finden sind.

Der Unterschied zwischen den kunstvoll dekorierten buddhistischen Tempeln und den schlichten, einfachen japanischen ist ein Hinweis, darauf, dass Schönheit im Äußeren als unnötig angesehen wird, um die in der Einfachheit liegende Schönheit nicht zu gefährden.

Einfachheit ist ein Schlüsselbegriff im Jikiden Reiki. Die Bedeutung hinter den wenigen verwendeten Symbolen und Kanji zu betrachten und zu verstehen halte ich für äußerst wichtig, und es hat mir geholfen, die unglaubliche Tiefe unter dieser Einfachheit zu verstehen. Die fünf Lebensregeln, die Usui Sensei aufstellte, sind ebenfalls sehr einfach. In einigen Seminaren habe ich mit Teilnehmern gesprochen, die entweder das Gefühl hatten, sie seien nicht wirklich ein notwendiger Bestandteil des Reiki, oder sie seien zu direkt. Früher ging mir das auch so, aber allmählich hat sich mein Verständnis gewandelt. Ich erkenne in dem, was hinter jedem der Konzepte liegt, eine Weisheit, die einen Unterschied für das eigene Leben und die Gesundheit machen kann. Die Veränderungen, die manchmal an den Lebensregeln vorgenommen werden, sind ein weiteres Beispiel dafür, wie auf der Außenseite etwas hinzugefügt wird, anstatt zu sehen, was auf der Innenseite liegt.

In meinem Kopf sind Jikiden Reiki und die in die japanische Kultur verwobenen Konzepte, über die ich vorher gesprochen habe, eindeutig miteinander verbunden. Als Nicht-Japanerin habe ich lange gebraucht, die Tiefe schätzen zu lernen, die Teil etwas so Einfachen ist. Wenn ich sehe, wie sich Reiki auf seiner Reise um die Welt verändert hat, kann ich nicht umhin, mich zu fragen, ob das daran liegt, weil andere Kulturen es schwer finden, die Idee zu erfassen, das alles, was man braucht, in einem selbst liegt und so einfach ist. Vieles ist zu den original Reiki-Lehren hinzugefügt worden, und obwohl sie sehr wirkungsvoll sind und nicht irgendwie „falsch“ genannt werden können, kann uns meinem Empfinden nach das Bedürfnis, immer auf der Außenseite etwas hinzufügen zu müssen, davon wegführen, die Tiefe zu schätzen und zu erfahren – die rohe Kraft und Schönheit dessen, was bereits da ist.

Kapitel 5:

Praktische Anwendung

Ryoho Shishin (Behandlungsplan) vom Hayashi Reiki Kenkyukai

Was ist das Ryoho Shishin?

Ich möchte ein Lehrbuch des Hayashi Reiki Kenkyukai (Institut) vorstellen, das Ryoho Shishin (Behandlungsplan). Es ist ein einfaches Handbuch, das Reiki-Praktizierenden Hinweise für die Behandlung gibt, je nach der Erkrankung oder den Symptomen des Klienten.

In dieser Publikation werde ich es nur auszugsweise vorstellen, aber ich habe vor, einen ausführlicheren Kommentar zu diesem Behandlungsplan zu schreiben. Für detailliertere Informationen sehen Sie bitte meine vorherige Veröffentlichung „Die Reiki-Techniken des Dr. Hayashi", gemeinsam mit Frank Arjava Petter.

Ryoho Shishin (Behandlungsplan)

❀ **Kopf allgemein** (Krankheiten des Gehirns, Kopfschmerzen)

1) Stirn 2) Schläfen 3) Hinterkopf und Nacken 4) Scheitel

* Beziehen Sie die Kopfpositionen bei allen Erkrankungen als Teil der Behandlung ein. Bei Kopfschmerzen behandeln Sie die schmerzende Stelle besonders gründlich.

❀ Grippe

1) Nase 2) Rachen 3) Luftröhre 4) Bronchien 5) Lunge 6) Leber 7) Bauchspeicheldrüse 8) Magen 9) Gedärme 10) Nieren 11) Kopfbereich 12) Ketsueki Kokan (Blutzirkulationstechnik, s. S. 126)

❀ Anämie, Leukämie, Skorbut

1) Herz 2) Leber 3) Bauchspeicheldrüse 4) Magen 5) Gedärme 6) Nieren 7) Wirbelsäule 8) Ketsueki Kokan (Blutzirkulationstechnik, s. S. 126)

❀ Diabetes

1) Leber 2) Bauchspeicheldrüse 3) Herz 4) Magen 5) Gedärme 6) Blase 7) Nieren 8) Kopfbereich 9) Wirbelsäule 10) Ketsueki Kokan (Blutzirkulationstechnik, s. S. 126)

Das Lehrbuch gibt an, welche Organe bei den jeweiligen Krankheiten und Symptomen behandelt werden sollten, aber die Praktizierenden müssen bei der Reiki-Behandlung keiner bestimmten Reihenfolge folgen. Der Behandlungsplan gibt Hinweise für den Fall, dass Sie den Byosen nicht selbst finden können. Sie können die Hände auf die vorgeschlagenen Bereiche legen, bis Sie den Byosen finden. Dann können Sie an dieser Stelle intensiv Reiki geben, bis die Byosen-Empfindung nachlässt. Auf diese Weise gehen Sie jeden Byosen an, und wenn Sie damit fertig sind, geben Sie zum Abschluss die Kekko-Massage (s. S. 126).

Die Intuition, die sich mit der Erfahrung entwickelt, hilft beim Auffinden des Byosen, der eine Krankheit verursacht. Doch selbst als Anfänger können Sie, sobald Sie mit Ihren Händen den Byosen ein wenig spüren können und mit der Anleitung des Lehrbuchs, wirkungsvolle Behandlungen geben.

Grundregeln für eine Reiki-Behandlung

Wie im Ryoho Shishin beschrieben, ist der Kopf der wichtigste Körperteil, deshalb geben wir dort immer Reiki, egal wie die Symptome sind. Aufgrund der Grundnatur des Reiki (es fließt „von oben nach unten") fließt es durch den ganzen Körper, wenn wir dem Empfänger die Hände auf den Kopf legen. Auf dem Weg nach unten fließt es in alle Körperteile und stoppt bei den kranken Stellen oder den Blockaden des Energieflusses, der Krankheiten hervorruft. Reiki arbeitet an diesen Stellen und führt sie zu ihrer ursprünglichen Funktionalität zurück.

Deshalb sollte man den Kopf des Empfängers immer behandeln. Beginnen Sie eine Behandlung an der Stirn, dann am Hinterkopf, beiden Schläfen und am Scheitel. Wenn Sie an einer dieser vier Stellen einen starken Byosen spüren, konzentrieren Sie sich auf diesen Bereich. Heutzutage leiden viele Menschen unter großem Stress, deshalb hat fast jeder einen Byosen in einer der Kopfpositionen.

Wenn Sie zu zweit behandeln, kann sich einer auf den Kopfbereich konzentrieren und der andere auf den erkrankten Körperteil. Bei drei Behandlern legt der dritte seine Hände auf die Fußsohlen, ein wichtiger Bereich neben dem Kopf. Aus der Sicht der östlichen Medizin gibt es auf den Füßen eine ganze Karte von Meridianpunkten. Wenn wir unsere Hände dorthin legen, fühlen wir in der Tat den Ki-Fluss durch den ganzen Körper zirkulieren. Die Fußsohlen verraten uns viel über den Gesundheitszustand. Wenn sie warm werden, heißt das, dass die Durchblutung im Körper besser wird. Bei einer Behandlung dauert es oft 20 Minuten, bis die Fußsohlen eines Empfängers mit schlechter Durchblutung sich erwärmen. Wenn die Durchblutung wirklich ernsthaft nicht in Ordnung ist, sollte man besser eine Stunde lang behandeln. Selbst wenn es dauern mag, dem Problem beizukommen, ist Reiki dafür doch sehr wirkungsvoll, und der Effekt hält lange an, weil er nicht von außen auferlegt wird, sondern der Körper von innen erwärmt wird. Viele Leute nehmen ihre schlechte Durchblutung nicht sehr ernst, doch das sollte man, denn mit einer besseren Durchblutung gehen auch viele Erkrankungen zurück.

Zusätzlich heißt es in Hayashi Senseis Ryoho Shishin, dass die Fußsohlen ein sehr guter Behandlungspunkt für Probleme im Mundbereich sind. Da dies in Usuis Senseis Behandlungsplan nicht erwähnt wird, war das wohl Hayashi Senseis Entdeckung.

Wie sich Byosen im Körper verteilt

In der Mitte der Fußsohlen liegt der Anfangspunkt des Nierenmeridians. Wenn ein Praktizierender seine Hände auf beide Fußsohlen legt, kann der Empfänger wirklich fühlen, wie Reiki zu diesen wichtigen Organen fließt.

Wie ich in Kapitel 3 erklärt habe, werden Krankheiten oft von Blockaden im Nierenbereich hervorgerufen. Die täglichen Kopfschmerzen, über die viele Japaner klagen, kommen häufig von schlecht funktionierenden Nieren. Wenn die wichtige Funktion der Nieren, das Blut zu filtern, nicht gut arbeitet, können die Organe keine Giftstoffe ausscheiden und diese sammeln sich um sie herum an.

Die Giftstoffe breiten sich zwischen den Schulterblättern aus und schaffen dort Byosen. Von dort verbreiten sie sich weiter zu den Schultern hinauf und um die Achselhöhlen. Von den Schultern zieht Byosen oft in den Nacken und sogar hoch bis zum Hinterkopf (Bereich der Medulla Oblongata). Wenn der Byosen dort stark ist, ist das ein frühes Zeichen für ein mögliches Schlaganfallrisiko.

Ist der Byosen sehr ausgebreitet – an Rücken, Schultern und Nacken – brauchen Sie mindestens drei Behandlungen, um ihn zu lösen. Früher wurde den Praktizierenden empfohlen, in der ersten Behandlung Reiki an den Schultern und am Hals des Empfängers zu geben, in der zweiten dann am Kopf und in der dritten an den Nieren. Wenn irgendwo ein starker Byosen zu spüren war, konzentrierten sie sich auf diesen Bereich.

Beispiel für eine Behandlung

(bei Grippe)

Anhand der Grippe werde ich nun erklären, wie eine Behandlung nach dem Ryoho Shishin aussehen könnte.

❀ Grippe

1) Nase 2) Rachen 3) Luftröhre 4) Bronchien 5) Lunge 6) Leber 7) Bauchspeicheldrüse 8) Magen 9) Gedärme 10) Nieren 11) Kopfbereich 12) Ketsueki Kokan (Blutzirkulationstechnik, s. S. 126)

Im Fall einer Grippe ist es das Hauptziel der Reiki-Behandlung, den Ki-Fluss und die Durchblutung im Oberkörper des Empfängers zu verbessern. Im Lehrbuch finden Sie Vorschläge, wo Sie die Hände hinlegen können, um etwas zu spüren. Voraussichtlich werden Sie den Byosen zumindest an einer dieser Stellen finden. Das bedeutet, dass dieser Bereich intensives Reiki benötigt.

Nachdem Sie sich um alle Byosen-Stellen im Körper des Empfängers gekümmert haben, ist es Zeit, zum Abschluss die Kekko-Massage durchzuführen. Diese Massage stimuliert die Durchblutung und macht so die vorherige Behandlung noch wirksamer. Das Blut beginnt glatter zu fließen und der ganze Körper wird wärmer, was die Beschwerden mildert.

Unterschied zu Usui Senseis Ryoho Shishin

Wie Sie vielleicht wissen, hat die Usui Reiki Ryoho Gakkai auch einen Ryoho Shishin (Behandlungsplan) veröffentlicht. Ihr Lehrbuch wurde von Usui Sensei zusammengestellt und unterscheidet sich von dem der Hayashi Reiki Kenkyukai.

Usui Sensei maß den Symptomen große Bedeutung bei, die von Verdrehungen und Verkrümmungen der Wirbelsäule verursacht werden. Deshalb erwähnt er in seinem Behandlungsplan verschiedene Wirbelbezeichnungen (die zusammen das Rückgrat bilden), wie z. B. T2 (zweiter Wirbel der Brustwirbelsäule). Die Theorie der Chiropraktik wurde in der Zeit, in der Usui Sensei Reiki unterrichtete, erstmals in Japan eingeführt, so mag er vielleicht davon inspiriert gewesen sein und hat einige ihrer Konzepte übernommen.

Hayashi Senseis Ryoho Shishin hingegen legt den Schwerpunkt mehr auf die Organe und nennt keine einzelnen Wirbel. Hayashi Senseis Behandlungsplan beruht eher auf der Perspektive eines Arztes.

Ich möchte nicht sagen, was richtig oder falsch ist. Die Senseis schrieben ihre Lehrbücher aus unterschiedlichen Blickpunkten, weil sie einen unterschiedlichen Hintergrund hatten. Beide wollten mit ihren Büchern Hinweise geben, wo man den Byosen finden kann, der Unterschied liegt also nur in der Ausdruckweise.

Ketsueki Kokan Ho (Kekko) – Die Blutzirkulationstechnik

Bei dieser Massagetechnik ist eine bestimmte Abfolge zu beachten[18].

Der Empfänger liegt auf dem Bauch. Am besten trägt er leichte Kleidung.

1. Suchen Sie die Einkerbungen auf beiden Seiten des Hinterkopfs (Bereich C2, zweiter Halswirbel). Drücken Sie dort mit Daumen und Zeigefinger einmal das Kraftverstärkungssymbol hinein. Dadurch fließt Reiki in den Kopf.

2. Überprüfen Sie, wo die Wirbelsäule des Klienten verläuft.

3. Legen Sie Zeige- und Mittelfinger auf beide Seiten der Wirbelsäule. Streichen Sie mit den Fingern schnell die Wirbelsäule entlang hinunter (vom Halsansatz bis zum Kreuzbein). Wiederholen Sie das 20 Mal.

4. Drücken Sie im Lendenbereich das Kraftverstärkungs-Symbol einmal mit Daumen und Zeigefinger in die Grübchen, die Sie

dort fühlen können. Damit fließt Reiki durch den Ober- und Unterkörper des Klienten.

5. Unterteilen Sie den Oberkörper des Klienten in fünf oder sechs Teile. Streichen Sie zuerst drei oder vier Mal von der Wirbelsäule seitwärts zu den Schultern und nach unten zu den Oberarmen.
6. Wiederholen Sie dieses Ausstreichen mit den anderen Teilen den Oberkörper hinab, immer von der Wirbelsäule nach außen.
7. Streichen Sie zehnmal mit der Handfläche schnell über die Hüften, vorwärts und rückwärts mit leichtem Druck. Stützen Sie den Klienten mit der anderen Hand ab.
8. Außenseite der Beine: Streichen Sie von der Hüfte bis zum Knöchel hinunter. Wiederholen Sie das an jedem Bein drei oder vier Mal.
9. Rückseite der Beine: Streichen Sie vom Oberschenkel bis zum Knöchel, pro Bein drei oder vier Mal.
10. Innenseite der Beine: Legen Sie die Beine des Klienten ein bisschen weiter auseinander und streichen Sie drei bis vier Mal von der Innenseite der Oberschenkel bis zum Knöchel. Auf der anderen Seite wiederholen.
11. Drücken Sie mit einer Hand den Ansatz des Oberschenkels und fassen Sie mit der anderen den Knöchel. Strecken Sie das Bein unter Einsatz Ihres Körpergewichts. Am anderen Bein wiederholen.
12. Zum Abschluss der Behandlung klopfen Sie die ganze Rückseite des Körpers mit den Handflächen ab. Von den Schultern bis zum unteren Rücken und den Pobacken. Drei bis vier Mal wiederholen.
13. Klopfen Sie dann hintereinander die Außenseite, Rückseite und Innenseite beider Beine ab.

Beim ersten Lesen mag diese Technik etwas kompliziert klingen, doch wenn Sie sie ein paar Mal geübt haben, wird es Ihnen leicht fallen. In

Jikiden Reiki-Seminaren stellen wir diese Methode am zweiten Tag vor. Wir bekommen immer sehr gutes Feedback dazu, vor allen von Teilnehmern, die sich professionell mit alternativen Heilmethoden beschäftigen, wie Massage-Therapeuten, Seitai-shi[19], Chiropraktikern, Shiatsu-Masseuren und Aromatherapeuten. Sie können die Wirksamkeit dieser Massage klar erkennen, wenn sie sie mit ihren eigenen Praktiken kombinieren.

Das großartige Feedback dieser Therapeuten lässt mich immer wieder die Authentizität von Reiki als Behandlungsform erkennen, und erfüllt mich mit neuer Ehrfurcht für das große Erbe von Usui Sensei und Hayashi Sensei.

Die Kekko-Massage ist auch für Personen geeignet, die noch keine Massage-Erfahrungen haben. Weil Reiki aus Ihren Handflächen strömt, während Sie die Massage geben, müssen Sie sich nicht so große Gedanken um Ihre Geschicklichkeit machen. Es funktioniert sowieso. Wenn die Massage gut ausgeführt wird, ist sie für den Empfänger aber natürlich noch wohltuender – Üben lohnt sich also!

Bemerkenswerte Heilergebnisse

Im Zuge der Verbreitung von Reiki außerhalb Japans wurde hauptsächlich der Aspekt der „Entspannung“ betont. Dies geschah vielleicht aus legalen Gründen, und ich denke, es war eine ziemlich normale Entwicklung, an der nichts Verkehrtes ist. Reiki bietet enorme Möglichkeiten und spendet uns sowohl physisch wie auch psychisch höchsten Trost.

Wie schon zuvor erwähnt, möchte ich Sie aber darauf hinweisen, dass Reiki anfangs hauptsächlich zur Behandlung körperlicher Krankheiten geschaffen wurde. In Japan kann man heute nicht offen sagen, dass man Methoden wie Reiki zur medizinischen Behandlung einsetzt, es sei dann, man ist ein qualifizierter Arzt oder zertifizierter Akupunkteur.[20]

Trotzdem können wir die Wirksamkeit von Reiki nicht abstreiten. Meine Mutter, die Reiki über 65 Jahre lang praktizierte, war der lebende Beweis dafür.

Chiyoko:

„Reiki funktioniert wirklich sehr gut bei Verbrennungen. Ich habe oft selbst erlebt, dass Verbrennungen mit Reiki-Behandlungen geheilt wurden, ohne Narben zu hinterlassen. Ich kann mich noch gut an einen dreijährigen Jungen aus meiner Nachbarschaft erinnern. Er hatte sich die Hand verbrannt, als er allein zu Hause war. Er hatte in der Nähe der Feuerstelle gespielt und war aus Versehen mit der Hand ins Feuer geraten. Die daraus resultierenden Verbrennungen waren sehr schwer und bedeckten seine ganze Hand. Nach drei Tagen wurde er zu uns gebracht. Die Brandwunde hatte zu eitern begonnen und die Hand hatte sich hellgelb verfärbt. Ärzte hätten zur damaligen Zeit lediglich den betroffenen Bereich desinfiziert und die Hand verbunden. Wenn der Junge diese konventionelle Behandlung bekommen hätte, wären seine Finger vermutlich miteinander verklebt und die Hand wäre zu einem einzigen Stumpf geworden. Anfangs waren die Eltern des Jungen nicht völlig von Reiki überzeugt, aber sie waren verzweifelt. Und ich begann den Jungen gemeinsam mit meiner Schwester und meiner Tante zu behandeln. Zu unserem Erstaunen schlief der Junge nach 20 oder 30 Minuten ein, obwohl seine Mutter uns gesagt hatte, er habe nachts vor Schmerzen nicht schlafen können. Das ermutigte die Eltern und sie beschlossen, ihn weiter mit Reiki behandeln zu lassen. Wir gaben dem Jungen jeden Tag mehr als eine Stunde lang Reiki, und am dritten Tag nässte die Wunde nicht mehr so stark. Einige Tage später schälte sich die Oberfläche der verbrannten Haut ab, und darunter begannen sich Haut und Fingernägel neu zu bilden. Das war wirklich sehr motivierend für uns. Ich war sehr dankbar dafür, die Gelegenheit bekommen zu haben, an einem solchen Fall zu arbeiten. Seine Finger konnte er wieder ganz normal gebrauchen, was seine Eltern sehr erfreute.“

Etwa zur selben Zeit gab es noch einen ähnlichen Fall in ihrer Nachbarschaft. Ein Junge, der eine weniger schwere Verbrennung erlitten hatte, war von einem Arzt konventionell behandelt worden. Seine Finger klebten an der Handfläche fest und in einer Operation mussten ihm schließlich die Fingerenden amputiert werden. Wenn man die medizinische Wissenschaft jener Zeit betrachtet, war Reiki fraglos wirkungsvoller als die Schulmedizin.

Hayashi Sensei pflegte zu sagen, dass Probleme mit Reiki von Grund auf geheilt würden. Nach den Erfahrungen mit dieser Verbrennung war meine Mutter noch mehr von seinen Worten überzeugt. Die Hand des Jungen heilte nicht nur oberflächlich, sondern auch von tief innen mit neugebildetem Fleisch. Meine Mutter Chiyoko hatte zahlreiche derartige Erfahrungen.

Chiyoko:

„Einer meiner Söhne verbrannte sich den Oberschenkel mit verschüttetem Reisbrei. Ich gab ihm Reiki nur auf den Hauptbereich der Verbrennung, und es heilte. Aber ich übersah die anderen kleinen Verbrennungen, und dort sieht man immer noch Narben."

Ich erinnere mich auch noch, dass meine Mutter einem jungen Mädchen aus der Nachbarschaft Reiki gab, dass sich mit kochendem Wasser fürchterlich die Schulter verbrannt hatte. Die Brandwunde heilte, ohne Narben zu hinterlassen.

Meine Mutter konnte stundenlang anschaulich von ihren Reiki-Erfahrungen erzählen.

Weitere Beispiele für die wundersame Wirksamkeit von Reiki

Doch die Wirksamkeit von Reiki beschränkt sich nicht nur auf Verbrennungen. Meine Mutter wurde zur Zeugin vieler großer Heilerfolge mit Reiki. Ich möchte einige der Fälle erwähnen, die meine Mutter besonders eindrucksvoll fand.

Kratzer auf einem Augapfel

Chiyoko:

„Meine Schwägerin bekam bei einer Eisenbahnfahrt einmal Kohlenstaub in ihr rechtes Auge. Daraus resultierte ein Kratzer auf ihrem Augapfel, der sich dann auch noch entzündete. Der Arzt sagte ihr, ihr rechtes Auge eitere und die Entzündung würde auch auf ihr linkes Auge übergreifen. Seine Empfehlung war, den rechten Augapfel entfernen zu lassen. Ihre Mutter wollte nicht, dass sie sich dieser Operation unterzog, und fuhr von Kyoto schnell zu ihr in ihre Heimatstadt Ishikawa, um den Arzt zu überzeugen, abzuwarten und eine andere Lösung zu finden. Als ihre Mutter eintraf, teilte der Arzt ihr ungeduldig mit, die Vereiterung werde immer schlimmer und er könne nur noch wenige Stunden warten. Mein Mann und ich gaben der jungen Frau die nächsten Stunden lang konstant Reiki. Als der Arzt zurückkam, um sie zur Operation abzuholen, hatte sich ihr Zustand dank unserer Reiki-Behandlung stabilisiert, so dass der Arzt uns zwei weitere Stunden gab. Wir gaben ihr weiter Reiki, und nach und nach wurde die eitrige Wunde besser. Als Ergebnis musste ihr Augapfel nicht entfernt werden."

Luftröhrenschnitt

Chiyoko:

„Einmal kam ein Mann aus der Präfektur Toyama zu uns, der ein Loch in der Luftröhre hatte, das bei einer vorherigen medizinischen Behandlung für einen Schlauch gemacht worden war. Nach der Behandlung wollte er, dass das Loch verschlossen würde, aber es verheilte ein Jahr lang nicht. Aus hygienischen Gründen konnte er nicht einmal in ein öffentliches Badehaus gehen.[21] Wir gaben ihm einen Monat lang Reiki und zu seinem Erstaunen schloss sich das Loch. Er war sehr angetan. Er fragte einen Chirurg, wie wahrscheinlich es sei, dass ein Loch in der Kehle sich wieder schließen würde. Die Antwort lautete, das sei sehr unwahrscheinlich, da die Haut in diesem Bereich sehr dünn sei und sich nur schwer regeneriere. Der Kommentar des Arztes beeindruckte ihn noch stärker und zeigte ihm die Wirksamkeit von Reiki. Mir wurde klar: Das hatte Hayashi Sensei gemeint, wenn er sagte „mit Reiki werden Probleme von Grund auf geheilt". Meine Familie hatte fast jeden Tag Patienten. Meine Schwester war sehr anerkannt für ihre Reiki-Behandlungen und die Leute kamen sie mit dem Auto abholen, damit sie sie bei sich zu Hause behandelte."

Schwere Wunden

Chiyoko:

„Einer der Söhne in der Familie meines Onkels verletzte sich schwer am Kopf. Er riss ihn sich an einem Nagel auf, der aus der Schaukel hervorstand. Sein Kopf sah aus wie ein Granatapfel. Der Arzt sagte der Familie, er könne nicht garantieren, dass der Junge die Nacht überleben würde. Doch dank Reiki wurde er geheilt. Ein andermal schnitt sich jemand beim Schwimmen im Fluss an den Scherben einer Glasflasche tief in die Handfläche (zwischen Daumen und Zeigefinger). Auch diese Wunde heilte nach Reiki-Behandlungen vollständig, ohne genäht worden zu sein."

Akute Hepatitis

Chiyoko:

„Als ich ein kleines Mädchen war, wohnte eine unserer Verwandten für eine Zeit lang bei uns zu Hause, um intensiv Reiki zu empfangen. Sie hatte eine akute Hepatitis und war schon ganz gelb. Ihr Arzt sagte ihr, sie müsse Injektionen bekommen. Er hatte jedoch Schwierigkeiten, die Arterie zu finden und ihr die Spritzen zu geben. Sie beschloss, zu uns zu Reiki-Behandlungen zu kommen. Als sie später wieder zu ihrem Arzt ging, brauchte sie schon keine Injektionen mehr."

Bauchspeicheldrüsenkrebs

Das ist ein Fall jüngeren Datums. Der Patient war ein junger Mann etwa Mitte Zwanzig. Er überwand eine Krebserkrankung in der Bauchspeicheldrüse dank Reiki. Seine Freundin, die ihm unbedingt helfen wollte, beschloss, einen Reiki-Kurs bei einem bekannten Lehrer in Australien zu besuchen. Einer meiner Freunde hörte davon und sagte ihr, sie müsse nicht bis nach Australien fahren, um Reiki zu lernen. Stattdessen könne sie hier in Japan traditionelles japanisches Reiki erlernen. Mein Freund machte uns miteinander bekannt. Wir gaben ihr und ihrem Freund Reiju (Einstimmung) und behandelten ihren Freund, der den Krebs hatte, vier Mal pro Woche intensiv mit Reiki. Zweieinhalb Monate später sah sein Gesicht gesünder aus und er fühlte sich viel besser. Sicherheitshalber ging er zum Arzt, um einen Checkup machen zu lassen. Der Arzt sagte, ihm fehle nichts. Wir hören, dass es ihm immer noch gut geht.

Krebs im Endstadium

Einmal kam ein Mann zu uns, der sich immer schon mit Reiki hatte behandeln lassen wollen, doch seine Familie hielt nichts davon. Er hatte Krebs, und als er endlich zu uns kam, befand sich seine Krankheit schon im Endstadium und es war wirklich zu spät. Seine Arzt hatte ihm nicht gesagt, dass er Krebs hatte. Er wollte Reiki bekommen, denn das erlöste ihn zumindest von seinen großen Schmerzen, während die Medikamente überhaupt nicht halfen. Wir behandelten ihn mit Reiki in der Hoffnung, seine Schmerzen wenigstens ein bisschen zu lindern. Es funktionierte gut, und wir erkannten, dass Reiki gut geeignet zur Behandlung von Schmerzen ist, die durch Krebs verursacht werden. Der Mann starb später. Wir können niemanden mit Reiki unsterblich machen, denn wenn wir einmal geboren sind, ist der Tod unvermeidlich. Doch es lohnt sich, Sterbenden Reiki zugeben, wenn es ihnen auch nur zeitweilig hilft, die Schmerzen zu reduzieren.[22]

Einige häufig gestellte Fragen

Kann ich Reiki auch für andere Lebewesen benutzen?

Diese Frage wird mir oft gestellt: „Wirkt Reiki auch bei Tieren?“ Die Fragesteller wollen ihren Haustieren Reiki geben. Ich verstehe, dass Haustiere heute wie Familienmitglieder behandelt werden.

An der Absicht ist nichts auszusetzen. Ich unterrichte das jedoch nicht, weil ich von meiner Mutter nicht gelernt habe, Tieren Reiki zu geben. Und sie hat es auch nicht von Hayashi Sensei gelernt. Ich habe keine Haustiere und habe es deshalb selbst noch nicht gemacht. Meine Antwort auf diese Frage ist: „Es sollte funktionieren. Ich unterrichte es nur nicht."

Meine Mutter erzählte mir, dass sie als junges Mädchen, nachdem sie Reiki gelernt hatte, einmal ihrem Goldfisch Reiki gab, als der Fisch kränkelte und nicht in seinem Becken herumschwamm. Sie hatte das nicht gelernt, aber sie fand ihren eigenen Weg, wie sie ihm die Hände auflegen konnte. Sie bildete eine Schale mit ihren Händen und schöpfte etwas Wasser hinein. Dann legte sie den Fisch in das Wasser, um ihm Reiki zu geben. Hinterher setzte sie ihn wieder in sein Becken. Sie war überrascht, dass der Fisch wieder zu schwimmen begann. So fand sie heraus, dass Reiki auch mit Tieren funktionierte.

Viele meiner Schüler haben ebenfalls Erfahrungen damit gesammelt und sagen, dass es funktioniert. Meine Mutter sagte oft zu ihnen: „Hayashi Sensei hat das nicht gesondert unterrichtet, aber ich denke, es ist gut, das zu machen."

Eine psychologische Behandlung sollten wir meiner Ansicht nach unseren Haustieren aber nicht geben. Ich werde manchmal gefragt, ob man das mit seinem eigenen Tier machen kann, weil es sich nicht so benimmt, wie man es gerne möchte. Oft liegen die Probleme auf der Seite der Besitzer, und nicht bei den Tieren.

Kann ich Fern-Reiki an ganze Gebiete schicken?

Eine andere Frage, die mir oft gestellt wird, ist, ob wir Energie an eine verwüstete Gegend schicken können, die von furchtbaren Katastrophen wie einem Erdbeben, einem Tsunami oder einem Taifun heimgesucht worden ist. Ich unterrichte das nicht, weil ich nicht gelernt habe, an ein Gebiet statt an Personen Reiki zu schicken. Ich glaube nicht, dass Usui Sensei unterrichtet hat, Reiki an eine Situation oder eine Gegend zu schicken – immerhin hat er seine Heilkunst „Shin-Shin-Kaizen-Usui-Reiki-Ryoho" genannt, bzw. „Reiki-Behandlung zur Verbesserung von Körper und Geist". Usui Sensei hat diese Methode ins Leben gerufen, um sich um die menschliche Gesundheit zu kümmern. Es ist aber nichts daran auszusetzen, wenn Sie es mit einer guten Absicht tun.

Gibt es Gegenanzeigen für Reiki?

Ich werde auch oft gefragt, ob es irgendwelche Situationen gibt, in denen wir keine Reiki-Behandlung geben sollten.

Manchen meiner Schüler war zum Beispiel gesagt worden, sie sollten Schwangeren kein Reiki geben. Ich sehe keinen Grund dafür. Reiki ist nicht nur für die werdenden Mütter förderlich, sondern auch für ihre ungeborenen Babys. Meine Mutter bekam während ihrer Schwangerschaft immer Reiki (und gab sich selbst Reiki), und das tat ihr und uns sehr gut.

Ich habe auch gehört, man solle einer Person vor einer Operation kein Reiki geben, weil das die Wirksamkeit der Anästhesie beeinträchtigen könnte. Meine Familienmitglieder und ich haben oft Reiki an eine Person auf dem Operationstisch geschickt, aber ich habe nie von einem solch unerwünschten Effekt gehört. Reiki ist wirklich sehr hilfreich, um nach der Operation den Schmerz zu lindern.

Reiki wirkt nie negativ. Das kann ich dank der langjährigen Erfahrung in unserer Familie sagen. Im Zuge des Reinigungsprozesses kann es sein, dass die Symptome scheinbar erst schlimmer werden. Das mag manchen beunruhigen, es ist jedoch ein notwendiger Prozess, den man vor der Genesung durchlaufen muss. Für Reiki-Praktizierende ist es wichtig, diesen Prozess zu verstehen und ihn dem Empfänger zu erklären.

Kapitel 6:

Wie Jikiden Reiki unterrichtet wird

Die Entsprechung zwischen den Graden in Jikiden Reiki und Westlichem Reiki

Die meisten Reiki-Schulen, die aus dem Westen in Japan neu eingeführtes Reiki unterrichten, haben vier Grade (oder Stufen). Im ersten Grad wird man in Reiki eingeweiht und im zweiten Grad lernt man drei Symbole. Im dritten Grad gibt es ein Symbol, das „Meistersymbol" genannt wird, und im abschließenden vierten Grad wird man zum Lehrer ausgebildet.

Der Lehrplan des Jikiden Reiki besteht aus anderen Graden als die oben genannten. Man fängt mit den ersten beiden Kursen an – Shoden (oder erste Lerneinheit) und Okuden (oder weiterführende Lerneinheit).[23] Nachdem man einige Bedingungen erfüllt, kann man zur nächsten Stufe weitergehen – Shihan-kaku (Assistenzlehrer). Darauf folgt der Kurs, der einen zum Shihan (Lehrer) ausbildet. Ich habe diese Stufen in Übereinstimmung mit denen eingerichtet, die es am Hayashi Reiki Kenkyukai (Institut) gab. Zu der Zeit, als meine Mutter von Hayashi Sensei in Ishikawa Shoden und Okuden lernte, waren die Grade schon auf diese Art eingeteilt.

Es ist schwierig, die Entsprechung zwischen den Graden im Jikiden Reiki und im Westlichen Reiki genau zu bestimmen. Aber wenn Sie es unbedingt wissen wollen, könnte man sagen, zwei Drittel des Shoden sind Reiki 1 im Westlichen Reiki, und das letzte Drittel Shoden sowie Okuden komplett sind Reiki 2. Dann wäre Shihan-kaku der dritte westliche Grad und Shihan der Lehrergrad.

Shoden und Okuden wurden zu Hayashi Senseis Zeiten in einem fünftägigen Intensivkurs unterrichtet. Das Hayashi Reiki Kenkyukai stellte einigen seiner Schüler eine Lehrerlaubnis aus. Für die Lehrerstufe gab es kein besonderes Seminar, denn Hayashi Sensei wählte die qualifizierten Personen aus den Okuden-Kursen aus und unterrichtete sie dann selbst. Daraufhin erhielten sie die Erlaubnis, als Shihan-kaku (Assistenzlehrer) und Shihan (Lehrer) zu unterrichten. Ein Shihan-kaku durfte den Shoden-Kurs unterrichten, und ein Shihan sowohl Shoden als auch Okuden.

Manche dieser Shihans wurden von Hayashi Sensei autorisiert, selbst Lehrer auszubilden (Shihan-kakus und Shihans). Meine Mutter erhielt ihren Unterricht mit Hayashi Senseis Erlaubnis als Shihan-kaku und Shihan von ihrem Onkel, Herrn Sugano, bevor sie in die Mandschurei ging (vgl. Kapitel 2).

Im Jikiden Reiki-Lehrplan gebe ich in Japan ein zweieinhalbtägiges Seminar, bei dem ich Shoden und Okuden zusammen unterrichte. Für nicht-japanische Schüler veranstalte ich drei-, vier- oder manchmal auch fünftägige Kurse, weil Zeit für die Übersetzung in eine oder manchmal auch zwei andere Sprachen anfällt. Im Grunde verwende ich das System des Hayashi Reiki Kenkyukai, aber ich habe einige Themen ergänzt, die für heutige Teilnehmer von Interesse sind.

Shirushi (Symbol) und Jumon (Mantra)

Im Jikiden Reiki werden Sie im Shoden-Kurs das erste Symbol lernen, und im Okuden-Kurs ein weiteres Symbol und ein Jumon (Mantra). Im Shihan-kaku-Training wird ein weiteres Symbol gelehrt.

Anstelle der Begriffe „Symbol“ und „Mantra“ benutzen wir die ursprünglichen japanischen Begriffe Shirushi (Symbol) und Jumon. Ich habe gehört, dass Jumon als „Mantra“ übersetzt wird, aber im Grunde weiß ich nicht genau, ob diese beiden Worte exakt dasselbe bedeuten. Es mag einen feinen Unterschied geben, und deshalb benutze ich in meinen Seminaren immer den Originalbegriff. Hier in diesem Buch verwende ich diese Erklärung und die Bezeichnung „Mantra“, um es Ihnen einfacher zu machen. Der Unterschied zwischen Shirushi und Jumon ist leicht erklärt: Ein Shirushi wird nur gezeichnet. Ein Jumon wird gezeichnet und dabei spricht man gleichzeitig laut eine Reihe von Worten.

Dass die Symbole in anderer Form unterrichtet werden, mag für diejenigen verwirrend sein, die bereits Westliches Reiki gelernt haben. Wir werden unseren Stil aber nicht ändern, da wir gemerkt haben, dass die Vorstellung von den Symbolen im Westlichen Reiki ziemlich anders ist.

Ein Unterschied, den ich festgestellt habe, ist, dass im Westlichen Reiki die Shirushi bzw. Symbole laut ausgesprochen werden. Doch was da laut rezitiert wird, ist der Name dieser Symbole. Da scheint einiges durcheinander geraten zu sein. Der Name ist nichts als ein Name. Als mein Freund Arjava vor einigen Jahren unser Seminar bei meiner Mutter besuchte, fragte er sie, warum wir nichts sagten, wenn wir ein Symbol zeichneten. Ich kann mich an dieses Gespräch noch lebhaft erinnern, und es ruft mir meine liebe Mutter ins Gedächtnis. Wir machten gerade eine Pause am späten Nachmittag und tranken Löwenzahnkaffee. Meine Mutter lächelte schelmisch, als sie seine Frage hörte. Sie nahm den Löffel von der Untertasse und sagte: „Du benutzt einen Löffel, um deinen Kaffee umzurühren. Wenn du den Löffel benutzt, sagst du dabei doch nicht ‚Löffel, Löffel, Löffel‘, oder? Löffel ist nur der Name. Du musst ihn nicht beim Namen nennen, um deinen Kaffee umzurühren. Genauso ist es mit den Symbolen.“

Selbst für Japaner sind diese Unterschiede manchmal verwirrend. Daher ist es nur natürlich, dass Nicht-Japaner diese beiden Dinge durcheinander bringen. In den Symbolen und in dem Mantra liegt eine wichtige Bedeutung. Ich erkläre sie ausführlich in meinen Seminaren, denn es ist mir sehr wichtig, dass dieser Punkt verstanden wird.

Ich möchte noch auf einen anderen Unterschied eingehen, der mir im Westlichen Reiki aufgefallen ist. Ich habe Leute sagen hören, sie seien „in ein Symbol eingeweiht“. Zuerst konnte ich nicht verstehen, was sie damit meinten, denn für uns sind Symbole nichts, in das man eingeweiht werden kann. Wir weihen Menschen in Reiki ein, nicht in Symbole. Wir „präsentieren" die Symbole und ihre Bedeutung den Schülern im Seminar einfach nur. Im Westlichen Reiki werden die Symbole meinem Gefühl nach heute oft als das Allerwichtigste angesehen. Im Westen verlässt man sich zu sehr auf die Symbole. In Wirklichkeit sind die Symbole einfach nur Werkzeuge für Reiki, und sie spielen eher eine Nebenrolle. Reiki an sich ist wichtiger als diese Werkzeuge.

Wie Usui Sensei diese Symbole erlangt hat, ist ebenfalls missverstanden worden. In vielen westlichen Reiki-Büchern steht, die Symbole seien Usui Sensei während der Meditation erschienen. Das umwebt Usui Sensei mit einer sehr geheimnisvollen Aura. Usui Sensei war ein spirituell weit entwickelter Mensch, aber er war auch sehr bodenständig. Er erlangte die Symbole nicht auf diesem Weg, sondern betrieb viele Studien und übernahm Ideen aus dem Shinto und Teilen des Buddhismus, um diese Symbole zu entwickeln. Das Symbol beispielsweise, das zur Verstärkung der Energie bei der Behandlung des Byosen verwendet wird, ist eindeutig dem Shinto entnommen. Ein anderes Symbol, das zur Heilung psychologischer Probleme eingesetzt wird, wurde aus einem der Buchstaben des altindischen Sanskrit entwickelt, das vor über 1000 Jahren nach Japan kam.

Was das Sanskrit angeht, manchmal wird gemutmaßt, ob Usui Sensei zu Studienzwecken nach Indien gereist sei oder nicht, aber ich bezweifle es. Für Japaner war es seinerzeit unerhört schwierig, bis nach Indien zu reisen. Außerdem hatten wir die großartige altindische Philosophie bereits seit 1000 Jahren bewahrt, es bestand also keine Notwendigkeit, nach Indien zu fahren, um sie zu erlernen. Im Seminar erläutere ich neben der Bedeutung der Symbole auch, woher die Konzepte hinter den Symbolen stammen. Viele der Teilnehmer haben mir gesagt, das sei sehr faszinierend für sie gewesen.

Was geschieht in einem Jikiden Reiki-Seminar?

Nun möchte ich einen groben Überblick über die Inhalte eines Jikiden Reiki-Seminars geben.

Das Seminar dauert in Japan drei Tage. Die ersten beiden Tage sind für Shoden, diese Stufe ist in drei Teile unterteilt. Der dritte Tag ist für Okuden, unterteilt in zwei Teile.

Erster Tag: ***Shoden* (erste Lerneinheit) Teil 1**
Der Hintergrund von *Jikiden Reiki* und die erste *Reiju* (Einstimmung)

Am ersten Tag unterrichten wir den ersten Teil von Shoden.

Zu Beginn erläutern wir den Sinn des Seminars. Dann sprechen wir über die Geschichte von Reiki, wie Usui Sensei es gründete und an Hayashi Sensei weitergab, und wie meine Mutter Chiyoko Yamaguchi in Reiki eingeweiht wurde. Dazu zeigen wir wertvolle Dokumente, z. B. Fotos mit Hayashi Sensei und ein von seinem Institut ausgestelltes Zertifikat.

Vor der ersten Einstimmung erklären wir, wie man Reiju, die Einstimmung, empfängt. Während der drei Seminartage erhalten die Teilnehmer 5 Reijus von den Shihans (Lehrern) und Shihan-kakus (Assistenzlehrern). Wenn mehrere Lehrer anwesend sind, können die Teilnehmer also mehrere Reijus hintereinander erhalten. Für die Vorgehensweise im Seminar gilt, dass wir grundsätzlich im Stil des Hayashi Reiki Kenkyukai unterrichten, nur dass die Teilnehmer heute auf Stühlen sitzen. Früher saßen sie in der knieenden Seiza-Position auf dem Boden.

Wir bitten die Teilnehmer, sich aufrecht hinzusetzen, ohne viel Druck auf den Bereich des Shimo-Tanden (ein Energiezentrum des Körpers knapp unterhalb des Bauchnabels). Sie sollen auch die Augen schließen und tief atmen.

Nachdem der Raum verdunkelt worden ist, rezitieren wir die Gokai (fünf Lebensregeln), vor dem Nachdruck der von Hayashi Sensei beschriebenen Schriftrolle. Hayashi Sensei trug den Lehrern auf, Reiju vor der Schriftrolle zu geben, da die großartige Energie der Rolle den Veranstaltungsort reinigt. Selbst heute höre ich oft von den Teilnehmern an meinen Seminaren, dass sie die Energie aus der Schriftrolle strahlen fühlen.

Ich kann an dieser Stelle leider nicht erklären, wie Reiju durchgeführt wird – lassen Sie mich nur so viel sagen, dass die Einstimmung sehr kraftvoll ist. Die meisten Teilnehmer können spüren, wie Reiki durch sie dringt, selbst wenn es anfangs vielleicht nur sehr schwach ist.

Während der Reiju passieren viele interessante Dinge. Manche sagen, sie sehen ein helles Licht (oft auch purpurrot), andere sehen das Bild eines Buddhas. Interessanterweise sprechen europäische Teilnehmer auch von der Jungfrau Maria oder Engeln. Möglicherweise spiegelt das Bild, das sich jeder einzelne von der Göttlichkeit macht, die eigene religiöse Erziehung.

Manche Teilnehmer behaupten, sie hätten Reiju von drei Lehrern empfangen, obwohl es nur zwei waren. Das Ritual wird im verdunkelten Raum durchgeführt, so dass sie nichts sehen können, aber sie fühlen ganz deutlich die Hände einer weiteren Person auf sich. Ich frage mich, ob Usui Sensei oder Hayashi Sensei uns helfen und auch sichergehen wollen, dass wir die Reiju richtig geben.

Ich gebe die Seminare nicht, weil ich auf solche spirituelle Erfahrungen aus bin, deshalb will ich hier auch nicht weiter darauf eingehen. Wenn ich solches Feedback von den Teilnehmern bekomme, bin ich aber immer wieder begeistert davon, wie verblüffend Reiki doch ist. Ich bin voller Ehrfurcht für die großen Senseis und ihre Hingabe, die uns dieses wundervolle Geschenk hinterlassen haben.

Nach der ersten Reiju üben wir Reiki Mawashi (Reiki-Übung im Kreis). Alle Seminarteilnehmer, inklusive die Lehrer, setzen sich im Kreis und legen die Hände auf den Rücken der Person, die vor ihnen sitzt. Das machen wir 10 bis 20 Minuten lang. Die Teilnehmer sollen auf Empfindungen in ihren Handflächen achten. Das hilft ihnen, ihre Empfindungsfähigkeit zu entwickeln. Bei dieser Übung berichten die meisten Leute im Kreis Dinge wie „Mir wird richtig warm", „Das fühlt sich so gut an", „Es kribbelt in meinen Händen" oder „Meine Hände scheinen zu brennen". Sie fühlen in ihren Handflächen die verschiedenen Byosen-Wahrnehmungen, über die ich in den Kapiteln 3 und 5 gesprochen habe. Wie dort erläutert, nehmen wir in unseren Handflächen Empfindungen war, wenn wir einen Problembereich berühren, und die Wahrnehmungen verändern sich entsprechend. Reiki hat auch die Fähigkeit, in die Bereiche zu fließen, wo es benötigt wird. Selbst wenn Sie Ihre Hände auf die Schultern Ihres Vordermanns legen, fließt Reiki beispielsweise automatisch zu den Nieren, wenn das für den Empfänger ein Problembereich ist. Manche Schüler erleben das schon nach kurzer Praxis. Wir hören oft „Mein Problembereich fing an wehzutun, als du deine Hände auf meine Schultern gelegt hast, und dann wurde es schnell besser". Die Übung des Reiki Mawashi ist also zugleich eine sehr wirkungsvolle Behandlung. Auf diese Art können Sie gleichzeitig Reiki geben und empfangen.

Nach dem Reiki Mawashi haben die Teilnehmer Gelegenheit, an Behandlungstischen Reiki-Behandlungen zu üben. Für diejenigen, die schon Westliches Reiki gelernt haben, sind unsere Anweisungen vielleicht ein bisschen überraschend. Die meisten westlichen Reiki-Schulen

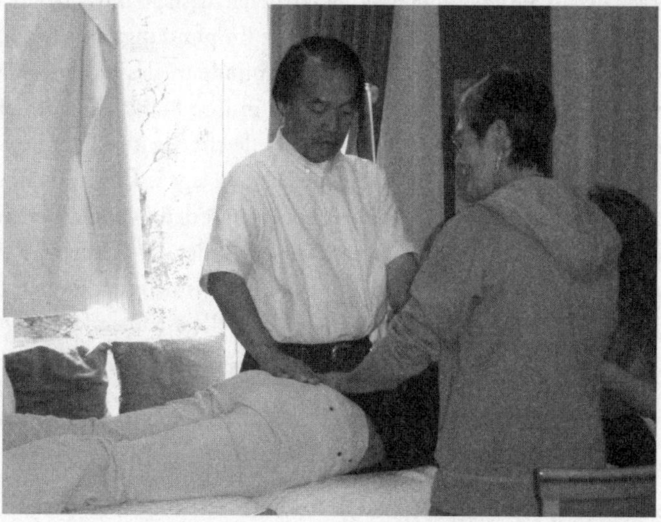

Bei der Reiki-Behandlung

unterrichten 12 Grundhandpositionen für jede Art der Behandlung, egal wo die Problembereiche liegen. In Jikiden Reiki-Seminaren fordern wir Sie auf, Ihre Hände entsprechend der Empfindungen in Ihren Handflächen zu platzieren. Es gibt also keine bestimmte Positionenabfolge. Dennoch sehen wir den Kopf als den wichtigsten Bereich an, deshalb sollte er nie ausgelassen werden. Wenn mehr als zwei Praktizierende an einer Person arbeiten, bleibt einer am Kopf sitzen und behandelt dort, während der andere zu der problematischen Stelle geht.

Im Seminar können die Teilnehmer normalerweise die Erfahrung einer Gruppenbehandlung machen, so dass jeder einmal die verschiedenen Bereiche wie den Kopf, die erkrankte Stelle, die Fußsohlen und die Knie behandelt. Wenn der Empfänger auf dem Bauch liegt, empfiehlt es sich, die Hände zwischen die Schulterblätter zu legen, über die Nieren, Schultern, den Nacken und den Hinterkopf. Dort haben die meisten Leute einen Byosen. Nachdem sie Reiju erhalten haben, können die Teilnehmer mit ihren Händen am Empfänger die verschiedenen Wahrnehmungen des Byosen erspüren.

Für manche Teilnehmer ist es schwierig, das gleich am ersten Seminartag zu spüren, aber bis zum Ende des Seminars kann es in gewissem Ausmaß jeder spüren. Ihre Wahrnehmung wird sowieso klarer werden, wenn Sie jeden Tag Reiki praktizieren, deshalb müssen Sie sich in diesem Stadium keine Sorgen um Ihre Empfindungsfähigkeit machen. Andere Schüler hingegen sind so empfindsam, dass sie tatsächlich vom ersten Tag an fühlen, wie Schmerz in ihre Hände hinauffließt. Dann sorgen sie sich manchmal, ob sie vielleicht negative Energie von der Person aufnehmen, auf die sie ihre Hände legen. Das ist nicht so. Sie nehmen nichts Negatives auf, sie spüren nur den Byosen. Wenn sie die Hände von der Person nehmen, verschwindet der Schmerz. Reiki wird mit allen Stufen von Byosen fertig. Die Teilnehmer können die Wirksamkeit von Reiki selbst in einem Drei-Tage-Kurs erfahren.

Zweiter Tag: ***Shoden* (erste Lerneinheit) Teil 2 und 3 Einführung des ersten *Shirushi* (Symbol) und *Kekko*-Massage**

Am zweiten Tag unterrichten wir zwei Teile – am Morgen Shoden Teil 2 und am Nachmittag Teil 3. Morgens beginnt der Kurs mit Reiju und

Reiki Mawashi (s. erster Tag). Danach führen wird das erste Symbol ein. Seine Bedeutung ist: „Der höchste Platz, den der Mensch nicht erreichen kann und woher Reiki kommt." Usui Sensei übernahm es aus einem Shinto-Konzept, und es wird verwendet, um die Energie zur Behandlung von Byosen zu fokussieren. Ich nehme die Reiki-Energie konzentriert in diesem Bereich wahr, wenn ich dieses Symbol benutze.

Wie Hayashi Sensei immer in seinen Seminaren sagte, so rate auch ich den Teilnehmern, dieses Symbol nicht zu oft zu verwenden. Es dient zur Fokussierung der Energie, weshalb es wenig Sinn ergibt, es zu oft einzusetzen.

Nach der Einführung des ersten Symbols lehren wir ein weiteres wichtiges Element der Reiki-Praxis, und zwar Ketsueki-Kokan Ho, bzw. kurz die Kekko-Massage. Die Bezeichnung Ketsueki-Kokan Ho wird wörtlich als „Blutaustausch-Methode" übersetzt, aber natürlich heißt das nicht, dass wir tatsächlich das Blut einer Person austauschen. Nach dieser Massage ist die Durchblutung aber besser, daher fühlen Sie sich so verjüngt, als habe man Ihr ganzes Blut ausgetauscht. Bitte lesen Sie die Details in Kapitel 3 und 5 nach.

Am Nachmittag machen wir eine weitere Reiju und danach Reiki Mawashi. Zusätzlich üben wir eine andere Technik, Reiki Okuri (Reiki schicken). Dabei sitzen alle nebeneinander im Kreis und halten die Hände über und unter die ihrer Nebenmänner oder -frauen auf beiden Seiten, ohne dass sich die Hände direkt berühren. Und obwohl sich die Hände nicht berühren, fühlen die Teilnehmer, wie Reiki durch ihre Handflächen fließt. Manche beschreiben das Gefühl als Windhauch, für andere ist es magnetisch. Zu diesem Zeitpunkt haben sie schon drei Reijus empfangen und so ist ihr Reiki-Kanal sehr viel weiter und sie nehmen mehr in den Händen wahr.

Dann ist es an der Zeit, eine Methode vorzustellen, wie man die Empfindungsfähigkeit zum Aufspüren von Byosen aufrechterhalten und verbessern kann. Diese Technik heißt Hatsurei-ho oder Reiki-Ausstrahlungs-Methode. Man kann sie leicht allein zu Hause üben, 30 bis 40 Minuten pro Tag sind zu empfehlen. Das befähigt jeden Reiki-Praktizierenden, die Empfindungsfähigkeit in seinen Handflächen zu entwickeln. Selbst wenn man alleine übt, kann man so zu einem fähigen Heiler werden.

Zum Abschluss üben die Teilnehmer wieder am Behandlungstisch Reiki-Behandlungen. Die meisten sehen schon sicherer aus als am vorigen Tag.

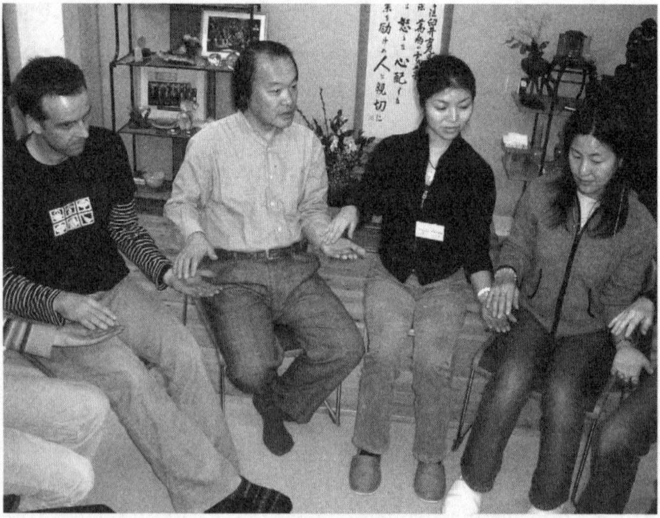

Reiki Okuri

Dritter Tag: ***Okuden* (weiterführende Lerneinheit) Teil 1 und 2**
***Seiheki* (psychologische) Behandlung und**
***Enkaku* (Fern-)Behandlung**

Am dritten Tag vertiefen wir uns in Okuden (weiterführende Lerneinheit), wieder in Teil 1 und 2 unterteilt. Der Tag beginnt mit Reiju und Reiki Mawashi.

Am Morgen konzentrieren wir uns auf Reiki zur Behandlung psychologischer Themen. Ursprünglich war Reiki zur Heilung körperlicher Beschwerden vorgesehen, und das ist immer noch der Hauptfokus. Früher hatten die Menschen natürlich auch psychologische Probleme, doch scheinbar in sehr viel geringerem Umfang als heute. Selbst wenn die Schüler also diese psychologische Heilbehandlung lernten, setzten sie sie nicht so häufig ein wie wir heute. Meine Mutter war recht überrascht, wie viele ernsthafte psychische Probleme es heute gibt. Von unseren Schülern haben wir sehr gutes Feedback über die Ergebnisse der Psychologischen Behandlung bekommen. Das beweist, wie wirksam sie ist, dabei ist die Methode sehr einfach. Ich demonstriere das im Seminar und jeder kann es ausprobieren. Ich stelle dazu ein weiteres Symbol vor, mit dem man psychologische Themen behandeln kann oder versteckte Traumata, die tief im Unterbewusstsein sitzen.

Diese Behandlung ist sehr wirkungsvoll bei allen psychologischen Problemen, z. B. Stress oder Essstörungen wie Magersucht und Bulimie. Sie ist auch gut in Fällen von häuslicher Gewalt, Raserei im trunkenen Zustand und einem gesellschaftlichen Problem, das heute in Japan als sehr ernst erachtet wird, Hikikomori (junge Leute, die soziale Kontakte vermeiden und sich selbst ganz in ihr Zimmer zurückziehen). Ebenso wirksam ist es bei weniger schweren Problemen wie Bettnässen bei Kindern. Für psychologische Berater ist es also sehr nützlich, diese Technik zu lernen, um ihren Klienten mit Reiki zu helfen. Einer meiner Schüler arbeitet professionell in diesem Feld und hat mir berichtet, dass er diese Methode oft und zu großem Nutzen einsetzt.

Diese Behandlung wurde auch im Reiki Ryoho no Shiori (Reiki-Behandlungsplan) der Usui Reiki Ryoho Gakkai erwähnt.

Frage: Heilt die Usui Reiki Ryoho nur Krankheiten?

Antwort: Nein, sie heilt nicht nur Krankheiten des physischen Körpers, sondern auch Beschwerden mit psychologischem Hintergrund wie Traumata. Auch weniger schwere psychologische Symptome wie Schüchternheit, Unentschlossenheit, Nervosität etc. können geheilt werden. Wenn diese Probleme behoben sind, findet man in sich selbst den Geisteszustand von Buddha oder Gott und wird frei, andere zu heilen. So macht man sich selbst und andere glücklich.

Bei der Seiheki (psychologischen) Heilbehandlung arbeitet Reiki auf der unbewussten Ebene des Empfängers. Für diese Behandlung zeichnet der Geber Seiheki no Shirushi (das Seiheki-Symbol) über den Scheitel und richtet die Reiki-Energie ins Zentrum des Gehirns.

Nachdem man das Symbol gezeichnet hat, sagt man laut oder im Geiste einen bestimmten, von Hayashi Sensei vorgeschriebenen Satz, um die negative Gewohnheit des Empfängers zu benennen. Dieser Satz klingt vielleicht etwas hart, weil er sagt, was man tun und lassen soll, was in gewöhnlichen Beratungssitzungen beim Psychologen als tabu betrachtet wird. Ich schlage trotzdem vor, diesen ursprünglichen harten Satz zu verwenden, selbst wenn er in andere Sprachen übersetzt wird, denn zusammen mit der Reiki-Energie wirkt er wunderbar. Bei dieser Technik arbeiten wir nicht mit einer Affirmation im westlichen Sinne, sondern mit einem direkten Befehl an den bewussten und unbewussten Verstand des Empfängers. Während der Behandlung nimmt der Geber Empfindungen in seiner Handfläche wahr. Das fühlt sich ziemlich ähnlich wie ein Byosen an, den man bei physischen Behandlungen spürt. Der Geber spürt jedoch keine Ansammlung von Giftstoffen, sondern den Energiefluss. Normalerweise empfehle ich, die Behandlung fortzusetzen, bis die Empfindung nachlässt. Auch der Empfänger hat verschiedene Wahrnehmungen. Manche erzählen von einem Pochen im Kopf, andere fühlen einen starken Energiestrom in ihren Kopf eintreten, der dann an einer bestimmten Körperstelle kribbelte, wieder andere sahen ein helles Licht, obwohl sie die Augen geschlossen hatten.

Wenn wir unsere Kinder mit dieser Methode behandeln, sollten wir darauf achten, dass wir es nicht aus egoistischen Gründen tun, weil wir unsere Kinder so verändern wollen, wie wir sie gerne hätten.

【Extra-Information】 Original Jikiden-Methode

Seiheki (psychologische) Behandlung zur Heilung von Knochen, Organen und Muskeln

Die Seiheki-Behandlung ist, wie gerade beschrieben, für die Behandlung psychologischer Probleme gedacht. Wir haben aber herausgefunden, dass sie auch wirkungsvoll zum Richten von Problemen an Knochen, Muskeln und selbst inneren Organen ist, wenn man ihnen mit dieser Methode sagt, sie sollen mit Hilfe der Reiki-Energie in ihren ursprünglichen gesunden Zustand zurückkehren. Das bedeutet, dass alle Zellen ein Bewusstsein haben müssen.

Bitte beachten Sie, dass meine Mutter Chiyoko diese Erweiterung der Technik nicht von Hayashi Sensei gelernt hat. Es ist etwas, was wir durch unsere eigenen Erfahrungen herausgefunden haben.

Am Nachmittag unterrichten wir Enkaku (Fern-)Behandlung. Damit kann man Reiki-Energie an jemanden schicken, der sich weit entfernt befindet. Wir stellen für diese Behandlungsmethode ein Jumon vor (mantra-ähnlicher Satz) und zeigen, wie man die Fernbehandlung durchführt. Wie oben bereits erwähnt, ist der Unterschied zwischen einem Symbol (Shirushi auf Japanisch) und einem Jumon schnell erklärt. Beide werden gezeichnet, nur dass das Jumon zugleich laut benannt werden muss. Ein Jumon, bzw. ein Mantra, entfaltet seine Kraft, indem es laut ausgesprochen wird.

Ein wichtiger Aspekt bei der Enkaku Behandlung ist, wie gut der Reiki-Sendende den Empfänger visualisieren kann. Wenn man jemandem Reiki schickt, den man nicht kennt, ist es am besten, ein Photo des Empfängers zur Hand zu haben. Und auch wenn das nicht möglich ist, sollte der Sendende sich bemühen, so viel Informationen wie möglich über den Empfänger zu bekommen. Zumindest sollten Sie seinen vollen Namen kennen, das Geburtsdatum oder Alter und die Symptome, um die Person und den Ort zu bestimmen, an die Sie Reiki schicken wollen. Wenn Sie alle Informationen haben, projizieren Sie das Bild des Empfängers auf einen Teil Ihres eigenen Körpers. Dann zeichnen Sie das Enkaku Jumon und sprechen es zugleich laut aus. Dann legen Sie Ihre Hände auf den Körperteil des Empfängers, an den Sie Reiki schicken wollen. Fern-Reiki ist damit angestellt und die Reiki-Energie beginnt ihre Reise an den fernen Platz.

Im Seminar übe ich die Enkaku Behandlung mit den Teilnehmern. Wir schaffen eine Distanz-Situation, indem wir eine Trennwand im Raum aufstellen und Sendende und Empfänger voneinander trennen. Sie sind dann zwar nicht sehr weit voneinander entfernt, machen aber zumindest die Erfahrung, eine Person zu behandeln, die sie nicht direkt berühren. Bei der Praxis ist es für die Sendenden meist sehr aufregend, dass sie den Byosen selbst ohne die direkte Berührung spüren können. Die Empfänger spüren oft, wie etwas in ihrem Körper passiert. Einige berichten von so detaillierten Körperempfindungen, als würden sie von etwas Unsichtbarem gestoßen oder gezogen.

Als meine Mutter vor 65 Jahren Reiki lernte, hatten nicht viele Menschen Bekannte an fernen Orten, deshalb praktizierten sie die Fernheilungsmethode nicht so oft, abgesehen von der Zeit des Zweiten Weltkriegs. Die Männer wurden in den Krieg entsandt und die zu Hause gebliebenen Frauen schickten ihren eingezogenen Männern, Brüdern, Vätern oder Söhnen Reiki. Sie schickten ihren Lieben Energie und benutzten diese Methode auch, um festzustellen, ob sie noch lebten. Solange sie den Byosen fühlen, waren sie beruhigt, da dies bedeutete, dass der Empfänger noch lebte, um Reiki zu empfangen.

Enkaku kann auf verschiedene Arten angewendet werden. Es ist praktisch, wenn Sie sich selbst Energie an Körperstellen schicken wollen, an die Sie nicht gut herankommen, z. B. Ihren Rücken. Es kann auch mit der Seiheki Psychologischen Behandlung kombiniert werden. Das ist sehr hilfreich in schwierigen Fällen, wenn ein Empfänger seine eigenen Probleme nicht akzeptiert und Hilfe zurückweist. Mittels der Fernbehandlung können Sie auch sich selbst eine Seiheki-Behandlung geben.

Nach Enkaku geben wir die letzte Reiju, danach Reiki Mawashi und praktische Übung an den Behandlungstischen.

Reiki Kokan (Reiki-Austausch)

Eine von Hayashi Sensei eingeführte Kerzenzeremonie

Wenn wir in einem Seminar zusätzliche Zeit haben, stellen wir eine sehr kurze und einfache Zeremonie vor, die Reiki Kokan bzw. Reiki-Austausch heißt und die Teilnehmer die großartige Reiki-Energie fühlen lässt. Bei dieser Zeremonie wird ein Kerzenpaar auf einen niedrigen Tisch gestellt. Sie wurde von Hayashi Sensei eingeführt, als er nach Ishikawa kam, um dort Seminare zu geben. Weil er dort auch übernachtete, konnte er abends zusätzlich Zeit mit den ansässigen Schülern verbringen. Vermutlich hat er das auch andernorts gemacht, wenn er außerhalb Tokyos unterrichtete. Wie ich gehört habe, stammt diese Zeremonie von Hayashi Sensei und nicht von Usui Sensei. Zusammen mit Hatsurei-ho (Reiki-Ausstrahl-Methode) und durch die Feuerenergie der Kerzen hilft sie, die Empfindungsfähigkeit zu steigern.

Hayashi Sensei bat die Organisatoren, einige Gegenstände für die Zeremonie bereitzuhalten. Was er brauchte, waren Dinge, die man in jener Zeit normalerweise im Haus hatte. Der Shihan oder Shihan-kaku sitzt bei dieser Zeremonie mit gefalteten Händen in einem verdunkelten Raum vor der Schriftrolle. Ihm gegenüber, vor dem Tisch, auf dem die Kerzen angezündet sind, sitzt der Schüler.

Diese beiden Kerzen – eine rot, die andere weiß – repräsentieren Feuer und Wasser. Feuer repräsentiert eine vertikale Energie, denn es brennt nach oben. Wasser repräsentiert eine horizontale Energie, denn es breitet sich aus. Diese vertikale und horizontale Energie treffen sich und generieren ein sehr starkes Energiefeld. Ich erkläre das nach einem traditionellen Shinto-Konzept. Die Teilnehmer genießen die feierliche Atmosphäre gewöhnlich sehr, es ist wirklich etwas ganz Besonderes.

Ich habe diese Zeremonie früher mit meiner Mutter gemacht, wenn wir Seminare gaben. Nach ihrem Tod hörte ich damit auf. Vor einiger Zeit habe ich in Kursen außerhalb Japans wieder damit begonnen, denn ich glaube, es ist für die Teilnehmer sehr berührend.

Zum Abschluss des Seminars überreichen wir jedem Teilnehmer ein Zertifikat, um zu bescheinigen, dass der Schüler den Kurs erfolgreich abgeschlossen hat. Das Jikiden Reiki-Zertifikat im traditionellen japanischen Stil ist dem der Hayashi Reiki Kenkyukai nachempfunden. Wir schreiben den Namen des Teilnehmers mit Pinsel und chinesischer Tusche in japanischer Schrift, was sehr ästhetisch aussieht.

Doch der Besuch des Kurses ist nur der erste Schritt. Ein Leben mit den Gokai (fünf Lebensregeln) und viel Reiki-Praxis ist der Schlüssel, um ein guter Reiki-Praktizierender zu werden.

Aus diesem Grund stellen wir auch einige Bedingungen für diejenigen auf, die die nächste Stufe besuchen wollen. Wenn sie diese Bedingungen erfüllen, können sie an unseren Shihan-kaku (Assistenzlehrer) und Shihan (Lehrer) Trainings teilnehmen, um selbst zum Unterrichten qualifiziert zu werden.

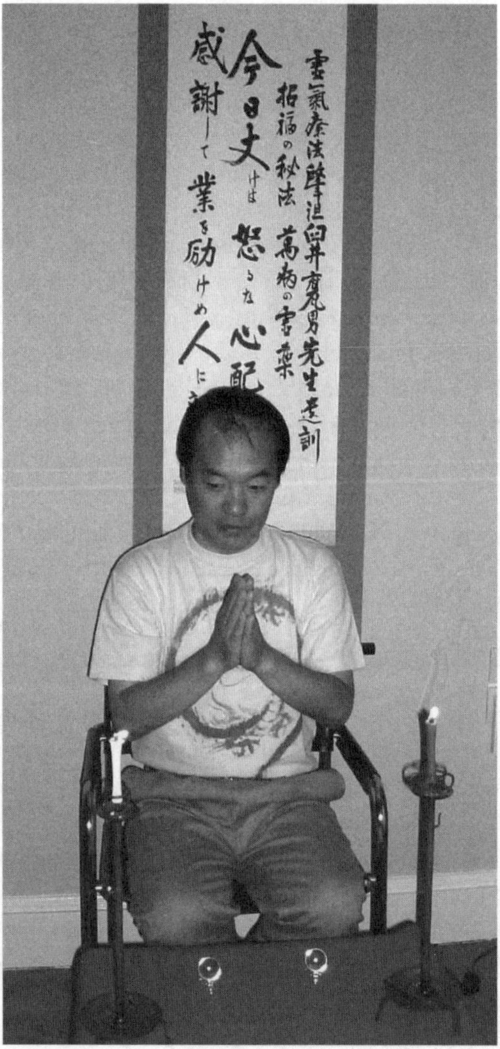
霊氣療法肇祖臼井甕男先生遺訓
招福の秘法 萬病の霊薬
今日丈けは 怒るな 心配
感謝して 業を励め 人に

Reiki Kokan

Shihan-kaku (Assistenzlehrer) und Shihan (Lehrer) Training

Als Hayashi Sensei Reiki unterrichtete, wurden die Stufen Shihan-kaku und Shihan nicht in Art eines Seminars mit einem festen Lehrplan unterrichtet, wie wir es heute machen. Es basierte mehr auf Vertrauen. Nehmen Sie zum Beispiel den Fall meiner Mutter: Sie lernte von ihrem Onkel Herrn Sugano Reiju (Einstimmungen) zu geben, mit Erlaubnis von Hayashi Sensei, und wurde so zunächst Shihan-kaku und dann Shihan. Heute gebe ich jedoch feste Seminare mit bestimmten Inhalten für diese Stufen, was organisierter und interaktiver ist. Den Schülern, die diese Kurse besuchen wollen, gebe ich einige Aufgaben. Um am Shihan-kaku-Kurs teilzunehmen, muss man nach dem Okuden-Kurs mindestens sechs Monate warten, damit man genug Zeit hat, das Behandeln mit Reiki zu üben. Man muss mindestens 40 verschiedenen Personen 120 Stunden Behandlungen gegeben haben, um an dem Kurs teilzunehmen, denn ich möchte, dass die Schüler die Empfindungsfähigkeit ihrer Hände schulen, um den Byosen wahrzunehmen, bevor sie zur nächsten Stufe weitergehen. Man muss den Shoden- und Okuden-Kurs auch mindestens einmal wiederholen, um das zuvor Gelernte zu verinnerlichen.

Im Shihan-kaku-Seminar lernen die Schüler heute, wie man Reiju gibt. Das ist der hauptsächliche Inhalt des Seminars, und was meine Mutter von ihrem Onkel gelernt hat. Für diese Stufe wird ein Symbol vorgestellt. Ich erkläre die Bedeutung des Symbols und wie wir es benutzen. Die Schüler haben Gelegenheit, Reiju mit den anderen Teilnehmern zu üben. Ich verwende Zeit darauf, zu erklären, wie sie Seminare geben können, denn als Shihan-kakus dürfen sie mit dem Unterrichten anfangen. Wenn sie Shihan (Lehrer) werden wollen, verlange ich, dass sie etwas Unterrichtspraxis mitbringen. Sie müssen also Shoden (erste Lerneinheit) an einige eigene Schüler weitergeben und das Feedback dieser Schüler einreichen.

Im Shihan-Kurs werden keine neuen Symbole oder Mantras unterrichtet. Dieser Kurs dient nicht dazu, etwas Neues zu lernen. Es besteht für die Schüler die Möglichkeit, das zu prüfen und zu vertiefen, was sie später unterrichten werden. Anders ausgedrückt, dieses Seminar muss man belegen, um eine Lehrerlaubnis zu erhalten und als zertifizierter Lehrer anerkannt zu werden. Die Teilnehmer am Seminar bekommen vorher einen Prüfungsbogen, um zu sehen, wie gut sie die Inhalte verstanden haben. Dafür muss man den Shoden- und Okuden-Kurs noch einmal wiederholen, bevor man am Shihan-Kurs teilnehmen kann. Ich halte das für wichtig, denn die Shihans werden die Verantwortung haben, andere Menschen zu unterrichten.

Im Jikiden Reiki verlange ich von den Schülern, ausreichend zu praktizieren und die Aufgaben zu erfüllen, bevor sie zu den nächsthöheren Stufen weitergehen können. Das klingt vielleicht ein bisschen hart, aber ich glaube nicht, dass es zu hart für diejenigen ist, die wirklich ernsthaft an Reiki interessiert sind. Die Praxis ist für mich das Wichtigste am Reiki, deshalb dienen die meisten Aufgaben dazu, die Schüler zur praktischen Anwendung von Reiki zu ermuntern. Ich hoffe, zukünftig wird es viele Menschen geben, die Jikiden Reiki in Japan und im Ausland unterrichten, um es so vielen Menschen wie möglich zugänglich zu machen. In der Zukunft werde ich die Seminare außerhalb Japans den lokalen Lehrern überlassen.

Reiki – ein Trumpf für ein neues Jahrtausend

Unsere Ziele

In Jikiden Reiki-Seminaren erkläre ich den Teilnehmern zu Beginn immer die Ziele unseres Instituts.

1. Die Wirksamkeit von Reiki aufzuzeigen und über Reiki-Erfahrungen zu berichten.
2. Schüler auszubilden, die Reiki als wirkungsvolle Ergänzung der konventionellen Schulmedizin einsetzen.

3. Ärzte, Krankenschwestern und andere medizinische Fachkräfte über die Wirksamkeit von Reiki aufzuklären und so die Verwendung von Reiki zusammen mit westlicher Medizin zu befördern.

4. Reiki als Heilmethode für den Hausgebrauch vorzustellen. Dies, um nicht mehr täglich von allopathischen und konventionellen Medikamenten abhängig zu sein. Letztlich schlägt man so zwei Fliegen mit einer Klappe: Erstens werden die Menschen gesünder, wenn ihre Körper sich erinnern, wie sie sich selbst ohne äußere chemische Substanzen heilen können. Zweitens werden die medizinischen Abfälle beträchtlich reduziert, was eine positive Wirkung auf die weltweite Umweltsituation hat.

In Kapitel 7 werden Sie sehen, dass einige Jikiden Reiki-Schüler, darunter professionelle Therapeuten, bereits Erfahrungen mit der wunderbaren Wirksamkeit von Reiki als Ergänzung zur Schulmedizin gemacht haben. Wir müssen nur weiter daran arbeiten, mehr Fallstudien zu sammeln, um weitere medizinische Fachkräfte davon zu überzeugen, wie hilfreich Reiki ist.

Bei den ersten drei Motiven für Jikiden Reiki geht es um den Einsatz von Reiki zur Verbesserung der Gesundheit.

Der vierte Punkt geht ein Stück weiter. Er zeigt, wie man mit Reiki auch globale Fragen des Umweltschutzes angehen kann. Vielleicht fragen Sie sich: „Wie kann Reiki der Umwelt helfen?" Diese Frage stellte mir einmal ein Kollege in meiner NGO. Ich gab ihm folgende Erklärung:

„Der medizinische Abfall, selbst nur der, der aus der Behandlung von Infektionskrankheiten erwächst, beläuft sich auf 120 bis 130 Tonnen jährlich pro 100.000 Menschen. Insgesamt entstehen in Japan pro Jahr 150.000 Tonnen solchen Abfalls. Wenn es in jedem Haushalt wenigstens einen Reiki-Praktizierenden gäbe, der die Hälfte der Krankheiten zu Hause heilen würde, würde die Abfallmenge stark reduziert werden – grob berechnet um 75.000 Tonnen."

Unter den alternativen Heilmethoden hat Reiki einen großen Vorteil: Man braucht keine Hilfsmittel dazu. Es ist der beste alternative Weg, um heute Krankheiten zu behandeln. Sie brauchen nichts weiter als Ihre Hände, und Sie werden keinen Müll produzieren, der die Umwelt belastet.

Mein Bemühen, die Wirksamkeit von Reiki zu erklären, trägt Früchte. Ich wurde zu einem Vortrag eingeladen von der Organisation Holistic Medicine Forum, einem Netzwerk von Ärzten, die sich mit alternativer Medizin beschäftigen. Ich erzählte ihnen von Reiki und seinem Potenzial in der Medizin der Zukunft, und hoffe, den Experten einige neue Blickpunkte eröffnet zu haben.

Ich glaube auch, dass wir durch den täglichen Gebrauch von Reiki die allgemeine Weltsicht ändern. Wir sind mehr auf die Universale Energie eingestimmt, und als Ergebnis daraus wandeln sich unsere Einstellungen und wir verhalten uns umweltfreundlicher. Das trägt dazu bei, die Beeinträchtigungen der Umwelt durch unsere moderne Lebensweise zu verringern. Ein vielleicht langsamer, aber steter Wandel.

Ich werde weiter mein Bestes geben, um Reiki, dieses Geschenk der Schöpfung, der breiten Bevölkerung als großartige Alternative zur heutigen modernen Medizin näher zu bringen. Ich hoffe, das wird uns helfen, die Welt zu einem besseren Ort zu machen – zu einer Welt ohne Krankheiten und Umweltzerstörung.

Hoffentlich wird dieses feine Rinnsal meines Engagements zu einem großen Strom anwachsen.

Kapitel 7:

Feedback von Jikiden Reiki-Schülern

Fall 1

Reiki für junge Mütter

Aroma-Therapeutinnen und
Jikiden Reiki Kenkyukai *Shihans* (Lehrer)
Kumiko und Saeko Ito (Kyoto, Japan)

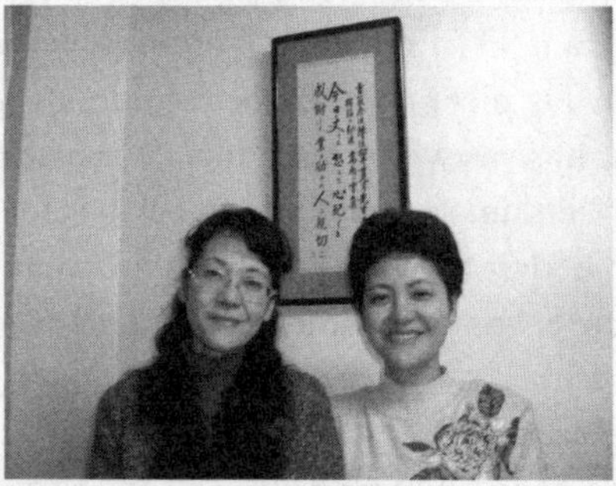

Wir führen einen Salon für Aromatherapie und Reiki-Behandlungen in Kyoto. Bevor wir Jikiden Reiki gelernt hatten, praktizierten wir hauptsächlich Qigong-Heilung. Einmal hatten wir das Problem, dass wir „Jaki“ oder negative Energie von einem Kunden bekamen, während wir Qigong praktizierten. Seither fragten wir uns, wie wir es vermeiden könnten, dass uns negative Energie beeinträchtigte.

Dann lernten wir in einer Umweltgruppe Tadao Yamaguchi kennen. Er war Mitglied einer anderen Umweltgruppe und erzählte uns eines

Tages, er plane ein Jikiden Reiki-Seminar. Das war für uns eine gute Gelegenheit und so meldeten wir uns sofort an.

Am Tag, als wir Reiju bzw. die Einstimmung erhielten, überprüften wir gegenseitig, wie sich unsere Energie verändert hatte. Wir waren sehr aufgeregt, denn wir konnten sehen, dass sie sehr viel stärker geworden war.

Wenn wir Heilmethoden aus dem Qigong zur Arbeit an den Beschwerden unserer Klienten anwendeten, waren wir immer müde. Vielleicht lag das daran, dass wir zu sehr darauf aus waren, sie zu heilen. Mit Reiki hingegen begriffen wir nun, dass wir nur ein Instrument sind, dass es der universellen Energie erlaubt, durch den Körper des Klienten zu fließen, wobei wir auf den natürlichen Heilprozess vertrauen. Wir geben einfach unser Bestes und überlassen das Ergebnis dem Universum – so müssen wir uns nicht so viele Sorgen machen. Diese bescheidene Haltung ist wichtig, und wir haben herausgefunden, dass wir, je demütiger wir werden, umso stärker mit Energie gesegnet sind.

Unser eindruckvollstes Erlebnis, seit wir mit Reiki arbeiten, war mit einer älteren Dame, die in Ohnmacht gefallen und in kritischem Zustand war. Sie war 93 Jahre alt und ihr Arzt sagte ihrer Familie, dass sie den nächsten Tag nicht mehr erleben würde. Es war 23 Uhr und ihre Tochter bat uns verzweifelt um Hilfe. Wir machten uns schnell auf den Weg zu ihr, um sie mit Reiki zu behandeln. In ihrem Haus waren bereits die Verwandten und Krankenschwestern um sie versammelt, und die Spannung wurde beinahe unerträglich, als die alte Dame zwischenzeitlich zu atmen aufhörte. Eine ihrer Töchter begann ihr aus der Bibel vorzulesen.

Wir gaben ihr etwa eine Stunde lang Reiki. Nachdem wir unsere Hände auf ihren Kopf, ihre Füße und auf den Bauchbereich gelegt hatten, fühlten wir Reiki fließen. Nach einer Weile kehrte die alte Dame zu unserer Überraschung wieder zu Bewusstsein zurück und sagte deutlich: „Ich möchte auf Toilette gehen!"

Soweit wir wissen, lebt sie immer noch. In Wahrheit war das nicht ihr erstes Erlebnis dieser Art. Reiki hatte ihr schon einmal das Leben gerettet. Ihr Arzt dachte, sie würde sterben, aber sie überlebte dank einer Reiki-Behandlung. Er war wirklich verblüfft, als er sah, wie sie wieder auflebte, und sagte scherzhaft, vielleicht sei sie ja unsterblich. Wir erkannten, dass Reiki selbst für solche älteren Leute sehr hilfreich ist, damit sie gut bis zu dem Moment leben können, der für sie bestimmt ist.

Heute suchen viele Menschen nach Heilung. Die Aromatherapie ist eine der beliebten alternativen Heilmethoden. Wenn ein Patient zu einer aromatherapeutischen Behandlung in unsere Praxis kommt, um psychologisch geheilt zu werden, finden wir oft heraus, dass er potenzielle physische Beschwerden in der Wirbelsäule, in der Leber oder den Nieren hat. Oft bemerken die Patienten diese versteckten körperlichen Probleme nicht. Wir hören sie oft sagen: „Ich hatte nie steife Schultern."

Im Jikiden Reiki-Seminar haben wir gelernt, dass Reiki traditionell zur Behandlung von körperlichen Beschwerden eingesetzt wurde. Wir glauben, dass es auch sehr gut als vorbeugende Maßnahme für diejenigen geeignet ist, die potenzielle Erkrankungen haben, die aber noch keine Symptome ausgebildet haben. In unserer Praxis kombinieren wir Jikiden Reiki, Aromatherapie und „Sotai-ho" (eine ebenfalls sehr wirkungsvolle Übungsreihe mit Atemtechniken, um Verdrehungen der Wirbelsäule zu richten). Für Patienten, die nicht besonders empfindsam sind und daher die Reiki-Energie nicht gut spüren können, ist zusätzlich sanfte Aromatherapie gut. Dann sagen sie „Ich bin so entspannt, dass ich meinen Körper nicht mehr fühle. Ich fühle mich wie auf Wolken." Vermutlich ist es die Reiki-Energie, die ihnen dieses Gefühl ermöglicht.

Manche Patienten sind auch beeindruckt, weil sie noch nie von irgendjemandem so angenehm berührt worden sind. Das liegt wohl an der Kombination von Massage mit der Wärme menschlicher Hände, wirksamen essenziellen Ölen von natürlichen Pflanzen plus die Reiki-Energie. Für uns, die wir gerne „ernsthafte Heiler" sein wollen, ist das die ideale Kombination.

Aromatherapie ist eine großartige Methode, damit die Patienten sich entspannt und glücklich fühlen. Doch nicht jeder fühlt sich von Düften angesprochen. Diese Massageart ist nicht für jeden geeignet, da manche Leute nicht gerne ihre Kleider für eine Massage mit Öl ablegen. In solchen Fällen ist Reiki angezeigt. Reiki kann man geben, indem man einfach nur die Hände auflegt, oder man muss den Patienten nicht einmal berühren oder kann Energie sogar aus der Ferne schicken. Man kann es also überall und jederzeit benutzen, ob man nun an seiner spirituellen Entwicklung interessiert ist oder nicht. Jeder kann es benutzen. Es ist ein wunderbares göttliches Geschenk.

Heute pflegen die Menschen einen so hektischen Lebenswandel, dass sie die Kontrolle über sich selbst verlieren. Viele neue Probleme erwachsen daraus. Die Beziehungen zwischen den Menschen sind verflacht. Junge Leute tendieren dazu, sich vor Verletzungen zu fürchten, und vermeiden daher aufrichtige Kommunikation mit anderen.

Indem wir Reiki verwenden, können wir dazu beitragen, diese Trends umzukehren. Durch Reiki, ein Werkzeug zur nonverbalen Kommunikation, können wir Wärme und Zärtlichkeit in Verbundenheit mit anderen Menschen spüren, wenn wir die heilende Berührung von Reiki geben und empfangen. Das erinnert uns daran, wie wunderbar wir füreinander sorgen können.

Wir würden Jikiden Reiki gerne speziell jungen Müttern näher bringen, die kleine Kinder aufziehen. Heute sorgen sich manche Mütter, ihre Kinder in diese chaotische Welt zu entlassen, wo sie einer verwirrenden Informationsflut ausgesetzt sind. Für diese Mütter ist Jikiden Reiki sehr nützlich. Wenn wir die Wirksamkeit von Reiki selbst erleben, gewinnen wir die Sicherheit, dass wir auch ohne Medizin oder Impfungen gesund bleiben können. Die Reiki-Praxis ist auch hilfreich, weil wir dabei friedliche Momente erleben, in denen wir uns selbst oder anderen die Hände auflegen und unser Bewusstsein entwickeln, um die Botschaften zu hören, die uns unser Körper und unser Geist senden. Dieser Lernprozess, sich selbst zu ehren, ruft uns auch ins Bewusstsein, wie wichtig es ist, andere und die Natur zu ehren.

Auf jedem Reiki-Treffen lernen wir etwas Neues. Wir erkennen, dass wir Menschen jenseits der Grenzen des menschlichen Wissens existieren.

Warum kommen Sie nicht auch dazu?

Kumiko und Saeko Ito

Fall 2

Einfach und sehr gut in der Anwendung!

Vor und nach der Jikiden Reiki-Ausbildung
Therapeutin, Jikiden Reiki Kenkyukai *Shihan* (Lehrer)
Sandy Catford (Canterbury, England)

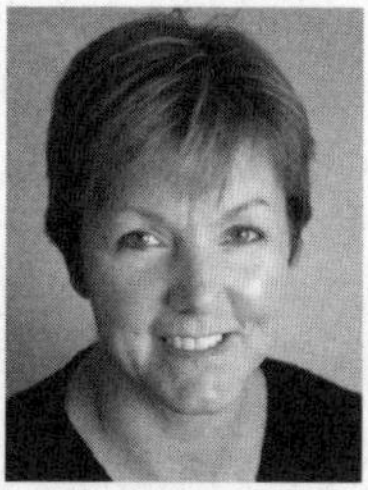

Ich arbeite in einer Praxis in Canterbury, von meinem Fenster aus habe ich einen schönen Blick auf die Kathedrale. Wir sind mehrere Therapeuten und arbeiten mit Akupunktur, Hypnotherapie, Massage etc., besonders bekannt ist die Praxis aber für Pflanzenmedizin. Die Hausapotheke ist alt und traditionell, und schon allein das Einatmen all der fantastischen Pflanzendüfte tut einem gut, wenn man durch die Tür tritt!

Ich würde irgendwann gerne einen Reiki-„Shop" auf der High Street eröffnen. Mit mehreren anderen Reiki-Praktizierenden, so dass immer jemand da wäre für die regulären Termine und auch, um mit Leuten zu sprechen und sie zu behandeln, die einfach mal hereinspazieren. Das würde sicher vielen Leuten einen Zugang zu den Behandlungen ermöglichen. Eines Tages …

Zuerst lernte ich Reiki von einem Reiki-Meister hier in Großbritannien. Er war ein wunderbarer Lehrer und respektierte die traditionelle Seite des Reiki sehr. Ich saugte die Informationen wie ein Schwamm auf und las jedes lieferbare Reiki-Buch (in Englisch zumindest ...). Besonders mochte ich die Bücher von Frank Arjava Petter. Ich bewunderte, wie er einige der historischen „Tatsachen“ über Usui Sensei und die Gründung von Reiki in Frage stellte.

Als ich Arjava traf und persönlich kennen lernte, wurde er zu meinem Freund und Lehrer. Ich reiste nach Japan, um mich bei ihm ausbilden zu lassen. Sein Unterricht war sehr kraftvoll und eröffnete mir eine neue Dimension der Energie. Er stellte mich Chiyoko Yamaguchi und Tadao Yamaguchi vor, und ich konnte auch bei ihnen in Kyoto lernen. Ich bin sehr froh, dass das Leben mich auf diesen Pfad geführt hat!

Mit der Art und Weise, wie in Großbritannien mit Reiki umgegangen wird, fühle ich mich nicht besonders gut. „So ist es besser“, oder „so muss man das machen“, oder manchmal auch „einzig und allein so ist es richtig“. Damit kann ich nichts anfangen. Wenn ich also darüber spreche, wie viel Freude ich an Jikiden Reiki habe, achte ich sorgfältig darauf, es nicht mit dem zu vergleichen, was hier im Westen verfügbar ist. Doch es ist wirklich sehr anders, und ich ziehe es dem Reiki-System vor, das ich zuvor gelernt habe. Aber das Westliche Reiki war und ist ebenfalls wundervoll. Meine Behandlungen waren sehr wirksam, schon bevor ich Jikiden Reiki gelernt hatte, und ich fühlte den Energiefluss wirklich stark. Aber jetzt ist es anders. Ich habe ein praktisches, sehr erdverbundenes Gefühl bei dem, was ich tue. Es ist schlichter und fühlt sich an, als seien ein paar „Verpackungen“ weggefallen. Einige der zusätzlichen Ideen, die wir auf dieser Seite der Welt hinzugefügt haben, waren mir schon immer etwas seltsam vorgekommen, so war es eine wirkliche Erleichterung, sie zurücklassen zu können!

Nachdem ich gelernt hatte, andere einzuweihen, und auf der Shihan-Stufe Jikiden Reiki unterrichten durfte, war ich sehr froh, von einigen meiner Schüler, die zuvor andere Reiki-Formen gelernt hatten, zu hören, dass auch sie diese „Erdverbundenheit“ spürten – ich hatte mir das also nicht nur eingebildet. (Sind Selbstzweifel nicht wundervoll? Halten uns auf dem Boden!)

Aber ... (entschuldigen Sie das „aber“) ... für einen westlichen Menschen ist eine gewisse Erweiterung seiner Geisteshaltung erforderlich, um das wirkliche japanische Reiki zu erfassen. Es besteht kein Zweifel, dass Westler und Japaner die Dinge etwas anders sehen. Hier im Westen sind wir sehr auf die Sprache konzentriert, während das Reiki-Denken zum großen Teil eine konzeptuelle Grundlage hat und nicht nur mit Worten beschrieben werden kann. („Die besten Gedanken können nicht gesagt werden, die zweitbesten Gedanken können nur missverstanden werden" – Bert Hellinger, einer meiner Lieblingsmenschen!) Reiki zu spüren, Behandlungen zu geben und insbesondere die Meditation haben mir sehr geholfen, mein Training besser zu verstehen. Das Geheimnis – so es denn eins gibt – liegt darin, Reiki in alle Bereiche seines Lebens dringen zu lassen. Es ist einfach, kleine Nischen besonderer, „heiliger" Zeit am Tag einzurichten. Aber Reiki auch die Eintönigkeit und die wirklich biestigen Momente eines Tages berühren zu lassen – das ist eine interessante Herausforderung. Allein daran zu denken ist schon Meditation. Wenn Sie das nächste Mal im Supermarkt in der Schlange stehen, versuchen Sie einmal, Reiki fließen zu lassen. Frau Yamaguchi war wahrscheinlich die „normalste" Person, die ich je getroffen habe. Sie brauchte keinerlei Eindruck auf mich zu machen, sie „war" einfach nur. Zugleich war sie die kraftvollste Person, die ich je getroffen habe. Ich vermisse sie. Und bin sehr froh, dass Tadao Sensei ihre Lehre in die Welt trägt, er ist die lebende Verkörperung ihres Geistes und hat sich der Bekanntmachung von Reiki verschrieben, in einer Welt, die es so dringend braucht.

Ich habe meine Japanreisen wirklich genossen, aber abgesehen davon, dass es ein faszinierendes und angenehmes Reiseziel ist, haben mir die ganze Atmosphäre und die Einstellung der Menschen auch geholfen, das Training richtig in mein System aufzunehmen.

Nun gut, wie hat sich meine Reiki-Praxis verändert, seit ich Jikiden Reiki gelernt habe?

Ich merke, dass meine Hände jetzt besser „lesen" können. Die Empfindungen sind unterschiedlich, je nach dem Problem im Körper, es ist nicht mehr nur Hitze. Ich scanne viel, baue das aber oft in eine Standardbehandlung ein. Ein regelmäßiger Klient sagte mir, kaum dass ich vom ersten Jikiden Reiki-Kurs zurückkam, die Sitzung sei sehr viel intensiver gewesen.

Persönlich bin ich sehr froh, etwas gefunden zu haben, was mich so glücklich macht. Reiki berührt jeden Aspekt meines Lebens. Ein so reines und traditionelles „Handwerk“ erleben zu dürfen ist ein wirkliches Privileg.

Mein Weg, etwas ans Universum zurückzahlen, dafür dass es mir ein solches Geschenk gegeben hat, ist, die fünf Lebensregeln so gut ich kann zu befolgen. Besonders „Hito ni shinsetsu ni“ (Sei freundlich zu anderen). Ich habe bei meiner Ausbildung bei Chiyoko Sensei gelernt, dass die wahre Bedeutung dieses Satzes ist, anderen Reiki zu geben. Was könnte eine bessere Lebensaufgabe sein?!

Sandy Catford

Fall 3

Reiki wird in medizinischen Einrichtungen benötigt

Praktizierender Chiropraktiker,
Jikiden Reiki Kenkyukai *Shihan-kaku (Assistenzlehrer)*
Masahiro Nawae (Kyoto, Japan)

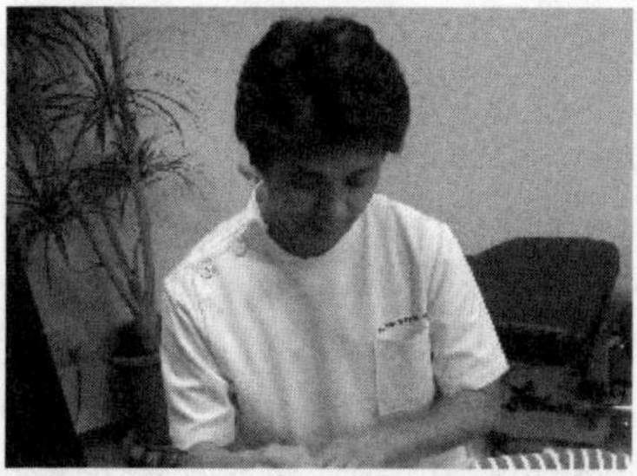

Ich habe früher als Krankenpfleger gearbeitet und bin jetzt seit 12 Jahren Chiropraktiker. Vor zwei oder drei Jahren begann ich, mich nach der Arbeit in meiner Praxis immer sehr erschöpft zu fühlen. Ich fragte mich, ob ich einen angemessenen Weg finden könnte, mit dieser Müdigkeit fertig zu werden. Eines Tages schlug mir einer meiner Patienten vor, ich solle Reiki lernen. Ich hatte dieses Wort nie zuvor gehört und deshalb machte es nicht sofort Klick bei mir. Der Patient kannte auch nur den Namen und konnte mir keine weiteren Informationen geben.

So suchte ich in Büchern und im Internet nach mehr Info über Reiki. Ich las, dass man damit gute Ergebnisse erzielen konnte, einfach nur indem man die Hände auflegte. Mich sprach das sehr an, nicht nur, weil ich dachte, es wäre gut für mich, sondern auch, weil es mir nützlich für meine Arbeit schien. Ich war mir nicht sicher, ob jemand eine solche Fähigkeit wirklich nur durch Reiju bzw. Einstimmungen erlangen könnte. Natürlich dachte ich, es wäre ideal für mich, wenn ich etwas so Erstaunliches lernen könnte, ohne ein hartes Training durchlaufen zu müssen. Ich muss jedoch zugeben, dass ein Teil von mir noch nicht ganz daran glaubte, bis ich an dem Seminar teilnahm.

Ich informierte mich weiter über Reiki und erfuhr, dass Usui Sensei, der Begründer des Reiki, die Erleuchtung auf dem Berg Kurama in Kyoto erlangte und dort auch Reiki fand. Das war aufregend für mich, weil Kyoto mein Geburtsort ist, ich bin dort aufgewachsen. Ich hatte das Gefühl, als leite eine Art unsichtbarer Führer mich zu Reiki, und ich nahm mir fest vor, es zu erlernen.

Schließlich wählte ich Jikiden Reiki, weil dort traditionelles Reiki im japanischen Stil unterrichtet wurde. Ich war neugierig und sehr gespannt, was ich in dem dreitägigen Seminar lernen würde. Es war verblüffend. Vom ersten Tag nach dem Seminar an begann ich Reiki für meine Patienten zu benutzen, und seine Wirksamkeit überraschte mich sehr positiv.

Eine Patientin hatte verspannte Schultern. Ich gab auf beiden Seiten den Schultermuskeln an den Stellen Reiki, wo sie verhärtet waren und Druck Schmerz hervorrief. Ich konnte den Byosen dort sehr klar spüren, und zwar viel stärker, als ich es während der Übungen im Seminar empfunden hatte. In der Mitte meiner Handflächen kribbelte es. Wenn ich die Hände von den Schultern nahm, hörte das Kribbeln auf. Dann legte ich die Hände wieder auf und fühlte erneut das Kribbeln. So war ich mir sicher, dass ich den Byosen mit meinen Händen erspürt hatte.

Die Patientin sagte mir, ihr sei sehr warm geworden und sie habe gedacht, ich habe irgendein elektrisches Gerät benutzt. Nach einer Weile wurden meine Hände warm, aber das Kribbeln in den Handflächen ließ nach.

Nachdem ich meine Hände circa 10 Minuten auf ihren Schulter liegen hatte, überprüfte ich mit den Fingern die Muskelverhärtungen. Faszinierenderweise schien die Verhärtung sich gelockert zu haben und ihre Schultermuskeln entspannten sich und wurden weich. Für die Patientin selbst fühlten sich ihre Schultern nach der Behandlung sehr viel leichter an. Es war sehr erstaunlich für mich, dass ich Reiki schon einen Tag, nachdem ich das Seminar besucht hatte, einsetzen konnte.

Eine andere Patientin hatte furchtbare Rückenschmerzen und konnte ihren Oberkörper nicht beugen. Das kam von Problemen an den Gesäßmuskeln. Als ich ihr Gesäß massierte, hatte sie Schmerzen, deshalb begann ich, ihr in diesem Bereich Reiki zu geben. Nachdem ich meine Hände dorthin gelegt hatte, spürte ich einen dumpfen Schmerz in meinen Handflächen, der sich bis zum Handgelenk hochzog. Ich war mir sicher, den Byosen gefunden zu haben. Diesmal fühlte er sich eindeutig anders an als bei der vorherigen Patientin mit den verspannten Schultern.

Die Patientin fühlte sich ebenfalls warm und geborgen. Eine Viertelstunde später verschwanden die starken Schmerzen in meinen Handflächen und ich begann ein Pochen zu spüren. Es fühlte sich an, als würden sich ihre Gesäßmuskeln zusammenziehen. Kurz darauf hörte es auf und das Gefühl in meinen Handflächen veränderte sich erneut. Es wurde schwächer und ich fühlte nur noch etwas Wärme.

Ich bat die Patientin, aufzustehen und ihren Oberkörper nach vorne und hinten zu lehnen. Sie rief verblüfft aus, dass sie keinen Schmerz mehr fühlte. In Wahrheit war ich noch viel überraschter als sie.

Ich war wirklich erstaunt, dass ich die Wirksamkeit von Reiki schon einen Tag nach dem ersten Kurs mit eigenen Augen bezeugen konnte. Um ehrlich zu sein, zu diesem Zeitpunkt konnte ich noch nicht wirklich erfassen, dass Reiki tatsächlich durch mich floss. Doch ich fühlte die Wärme und den Byosen in meinen Handflächen, deshalb akzeptierte ich es einfach so und nahm mir vor, weiter an der Entwicklung meiner Empfindungsfähigkeit zu arbeiten.

Als Chiropraktiker arbeite ich hauptsächlich mit Patienten, die Probleme mit den Muskeln, den Knochen oder dem Nervensystem haben. Reiki setze ich nicht nur aktiv zur Behandlung dieser Körperteile ein, sondern auch für innere Organe und psychologische Probleme.

Der ursprüngliche Anlass, aus dem ich Reiki lernen wollte, war meine Erschöpfung nach der Arbeit. In dieser Hinsicht hat sich Reiki auch für mich als sehr wirkungsvoll erwiesen. Vor dem Einschlafen gebe ich mir abends Reiki, am Kopf und an anderen Stellen, die ich im Liegen erreichen kann. Ich fühle mich gut dabei. Früher hatte ich Probleme mit dem Einschlafen, aber wenn ich mir selbst Reiki gebe, schlafe ich im Handumdrehen ein. Morgens wache ich problemlos und erfrischt auf.

Heute beginne ich den Tag, ohne noch irgendeine Ermüdung vom Vortag mitzuschleppen, deshalb kann ich mich besser auf meine Patienten konzentrieren und das macht meine Arbeit stressfreier.

Für Körpertherapeuten wie mich ist es sehr wichtig, sich körperlich gut in Form zu halten. Sonst ist es schwierig, anderen Menschen bei der Heilung ihrer Symptome zu helfen. Ich bin wirklich dankbar, Reiki gelernt zu haben. Damit habe ich sozusagen „zwei Fliegen mit einer Klappe" geschlagen – es ist nützlich für meine Arbeit als Chiropraktiker, und hat mir gegen meine Erschöpfung geholfen.

Vor Jahren arbeitete ich als Krankenpfleger, wie ich zu Beginn erwähnt habe. Als ehemaliger Mitarbeiter einer medizinischen Einrichtung hoffe ich sehr, dass Reiki in Krankenhäusern eingesetzt werden wird. Wie ich höre, ist das in einigen westlichen Ländern schon der Fall. Wundervoll. Ich hoffe, dieser Trend wird uns neue Wertschätzung für unsere traditionellen Heilmethoden lehren, Te-ate bzw. Heilen durch Handauflegen.

Wie Reiki ist auch die Chiropraktik eine wunderbare alternative Heilmethode. Als Therapeut glaube ich an die alternative Medizin und bin motiviert, den Menschen durch ihr Potenzial und ihre Wirksamkeit zu helfen, die auf Praxis und Erfahrungen beruht. Es würde mich freuen, wenn Reiki in medizinischen Einrichtungen und zum Hausgebrauch eingesetzt würde. Damit dies möglich wird, unterstütze ich die Verbreitung von Jikiden Reiki in der Welt.

Masahiro Nawae

Fall 4

Die Authentizität von Jikiden Reiki

Massagetherapeutin
Tomoko Griffin (Auckland, Neuseeland)

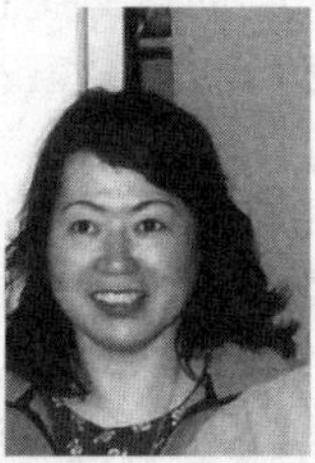

Ich bin Japanerin und lebe mit meinem australischen Ehemann in Neuseeland.

1998, als ich in Neuseeland einen Massagekurs belegte, hörte ich meine Mitschüler über Reiki sprechen. Ich fragte, was das sei, und war überrascht zu erfahren, dass Reiki ursprünglich aus meinem Heimatland Japan kam. Als ich noch dort lebte, hatte ich nie davon gehört.

Daraufhin lernte ich Reiki und begann es bei meinen Massagen einzusetzen. Eines Tages erzählte mir eine Bekannte, unsere gemeinsame Freundin Claire Morison wolle nach Japan fahren, um Reiki zu lernen. Da sie aber kein Japanisch sprach, brauchte sie jemanden, der ihr auf der Reise mit der Sprache helfen würde.

Ich war selbst daran interessiert, direkt von einem japanischen Lehrer Reiki zu lernen, und es war eine schöne Gelegenheit für mich, nach fünf Jahren zum ersten Mal wieder in meine Heimat zu fahren – ich bot mich also an, Claire zu begleiten und für sie zu dolmetschen.

Ende 2002 nahm ich an einem Jikiden Reiki-Seminar teil, und es überzeugte mich sehr. All meine Fragen, die aus den vielen Widersprüchlichkeiten in der Reiki-Geschichte erwuchsen, die ich in westlichen Reiki-Büchern gelesen hatte, wurden dank Tadao Yamaguchis klaren Erklärungen beantwortet.

***

Ich habe ein Problem mit meinem Nacken. Während der Reiju tat mir diese Stelle weh. Ich fühlte, wie die Reiki-Energie dort hindurchfloss und den Bereich stärkte.

Einmal hatte ich während der Reiki Mawashi-Übung (dabei sitzen alle im Kreis und legen die Hände auf die Person vor ihnen, um den Energiefluss zu spüren) das Glück, vor Chiyoko Sensei zu sitzen. Sie legte ihre Hände auf meinen Rücken. In diesem Moment spürte ich, wie die Energie zu meinem Nacken hinauffloss, wo das Problem saß. Sie bewegte ihre Hände zum Rand der Schulterblätter. Ich fühlte mich unter der Wärme ihrer Hände sehr gut. Tiefe Entspannung floss bis ins Innerste meines Körpers.

Die zweieinhalb Kurstage vergingen wie im Flug, doch der Inhalt war sehr fundiert. Es hatte sich gelohnt, den ganzen Weg von Neuseeland zu kommen.

Kaum war ich zurück in Neuseeland, begann ich meinen Patienten Jikiden Reiki-Behandlungen zu geben, und ich fühlte ganz eindeutig eine sehr viel stärkere Energie zwischen meinen Händen als zuvor, und zwar von dem Moment an, wenn ich meine Hände vor der Behandlung in die Gassho-Position legte (wie zum Gebet gefaltet). Nach einer Behandlung am Rücken eines Patienten sah ich zu meinem Erstaunen, dass die Stelle ganz rot geworden war, als hätte ich ein dampfendes Handtuch daraufgelegt.

Dann gab ich auch denjenigen Jikiden Reiki-Behandlungen, die ich zuvor schon mit Westlichem Reiki behandelt hatte. Die meisten von ihnen bemerkten, dass sie während der Sitzungen viel stärkere Hitze spürten und die Energie sehr viel tiefer, flüssiger und fokussierter war, seit ich aus Japan zurückgekommen war.

Außerdem waren, bevor ich Jikiden Reiki gelernt hatte, die meisten meiner Patienten nur zum Entspannen zu mir gekommen. Nach dem Seminar in Japan sagten viele, ihre Symptome, wie Schmerzen, seien eindeutig besser geworden.

Als Masseurin arbeite ich in einer Praxis. Jikiden Reiki hilft mir auch, mit den Massagen bessere Ergebnisse bei den Patienten zu erzielen.

Ich habe noch nicht genug Erfahrung, um sagen zu können, wie wirksam Jikiden Reiki ist. Doch eines möchte ich sagen: Die Schönheit des Jikiden Reiki liegt in seiner Authentizität.

Wie Sie vielleicht wissen, gründete Usui Sensei Reiki als Behandlungsmethode und nannte es „Usui Reiki Ryoho". Daraus können wir entnehmen, dass es das ursprüngliche Ziel von Reiki war, kranke Menschen zu behandeln. In der westlichen Welt wird Reiki heute als eine Art „spirituelle Heilmethode" angesehen. Der ursprüngliche Zweck von Reiki war eher einfach.

Ich bin sehr dankbar, die Chance bekommen zu haben, Reiki so zu lernen, wie Hayashi Sensei es direkt weitergegeben hat. Für mich war es sehr bedeutungsvoll, den ganzen Weg bis nach Japan zu reisen.

Tomoko Griffin

Fall 5

Reiki mit Chiyoko Sensei und Tadao Sensei

Jikiden Reiki Shihan-kaku
Amanda Jayne (Kyoto, Japan)

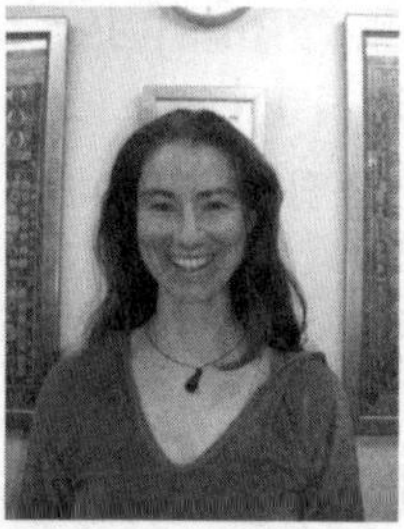

Ich erinnere mich, dass mein Herz auf dem Weg hinauf in die Wohnung im 7. Stock in Kyoto schneller schlug, desto höher der Aufzug stieg. Das mochte daran liegen, dass ich mich in Hochhäusern immer unbehaglich fühle, doch das war es nicht allein, das spürte ich. Ich weiß wirklich nicht, warum ich so nervös war, Chiyoko Yamaguchi und ihren Sohn Tadao kennen zu lernen. Immerhin hatte ich schon vorher Reiki gelernt, doch ich konnte nicht leugnen, dass neben dem interessanten Trommelschlagen in meiner Brust auch mein Bauch höchst seltsame Geräusche machte, als ich vor ihrer Wohnungstür ankam.

Sobald ich die Wohnung betrat und Chiyoko Sensei in der warmen und einladenden Umgebung lächelnd auf einem Stuhl sitzen saß, verschwand meine Nervosität auf einen Schlag und ich wusste, dass ich von diesen Leuten Reiki lernen wollte. Ich wünschte mir nichts weiter, als diese alte Dame zu umarmen, die so eine helle, liebevolle Energie ausstrahlte, doch ich schaffte es, mich nicht auf sie stürzen – nun gut, wenigstens für ein paar Stunden.

Das Seminar, das ich in den nächsten drei Tagen (2002) besuchte, war eine der großartigsten und aufregendsten Erfahrungen, die ich je gemacht habe. Ich fühlte und lernte Dinge wie nie zuvor, und das geschah auf sehr einfache, entspannte und mitfühlende Weise. Ich lernte weiter mit Chiyoko Sensei und Tadao Sensei und war immer wieder von ihrer reichen Erfahrung und ihrem Wissen zu Reiki-Behandlungen erstaunt.

Am meisten beeindruckte mich an Chiyoko Sensei, dass sie eine spirituell sehr bewusste Person war und während der Einstimmungen oft wunderbare Dinge sah, zugleich aber immer sehr bodenständig und ausgeglichen blieb. Sie war einfach so, wie man sich seine Lieblings-Großmutter vorstellt: bescheiden, liebevoll und in erster Linie um das Wohlergehen ihrer Familie und der Menschen in ihrer Umgebung besorgt.

Sie sagte oft, wir Westler „würden zu viel denken". Zuerst dachte ich, das sei einfach nur eine kulturelle Vorstellung, die ich nicht wirklich teilen könnte. Doch indem ich das Reiki, das sie und ihr Sohn Tadao Sensei mir beibrachten, lernte und praktizierte, und durch die Lektüre anderer Bücher und das eigene Ausprobieren verschiedener Wege zum „sein", habe ich entdeckt, dass ich doch einer Meinung mit ihr bin.

Das konstante Infragestellen und Debattieren darüber, was richtig ist und wer Recht hat oder Unrecht und das quälende Nachdenken über das, was wir tun oder getan haben sollten, ist überhaupt nicht hilfreich für unsere psychische und physische Gesundheit. Ich trete nicht dafür ein, Fragen abzuschaffen – natürlich sind manche Fragen wichtig –, aber vielleicht sollten wir mehr auf uns selbst und unsere instinktiven Gefühle zu dem, was richtig für uns ist, achten. Dann würde manches einfacher aussehen.

Manchmal kamen Westler Chiyoko Sensei besuchen, und ich erinnere mich, dass die augenscheinliche Notwendigkeit vieler Leute, die Dinge zu komplizieren, sie sehr beeindruckte. Mein allmähliches, passives Verständnis dieser Frage wurde persönlicher, als ich versuchte, die Worte eines Kotodama zur psychologischen Heilung zu übersetzen. Zu zweit grübelten wir über dem Wortlaut, den wir benutzen könnten, denn die genaue Übersetzung klang hart und wir hatten gemerkt, dass manche Leute im Westen das nicht akzeptieren wollten.

Ich wusste, dass es in dieser Form gut funktionierte, denn ich hatte die Methode für mich selbst schon oft benutzt, aber trotzdem hatte ich noch Zweifel. Ikuko, meine japanische Freundin, erklärte mir, der Wortlaut sei auch im Japanischen hart, und mit der Zeit erkannte ich: Warum sollte ich etwas ändern, wenn ich es ausprobiert hatte und es gut funktionierte? Warum die Zweifel? Mein kultureller Hintergrund lehrte mich, alles in Frage zu stellen, und dafür bin ich dankbar. Das hat mich dazu gebracht, selbstständig zu denken. Aber jetzt erkenne ich, dass der Schlüssel darin liegt, zu erkennen, wann meine Zweifel schon beantwortet worden sind. Wenn ich etwas ausprobiere und es funktioniert und fühlt sich gut an, dann ist das meine Antwort.

Nach Chiyoko Senseis Tod, und schon vorher, ist auch Tadao Sensei mein Lehrer gewesen. Oft habe ich ihn in der Vergangenheit mit Hunderten von Fragen zu Dingen gelöchert, die er gesagt hat, oder anderen, die ich über Reiki gehört oder wegen der Sprachenbarriere missverstanden hatte – er hat mir immer bescheiden und aufrichtig geantwortet. Das hat mich anscheinend gelehrt, selbst ein bisschen bescheidener zu werden, und hoffentlich auch ein bisschen weiser. Ich glaube, wie seiner Mutter liegen Tadao Sensei seine Mitmenschen sehr am Herzen, und obwohl er hauptsächlich aus der Perspektive der praktischen Behandlung zu unterrichten scheint, ist die Spiritualität doch ganz präsent, wenn man ihr nur nachgehen will oder Fragen dazu stellt. Sie ist nicht vom gewöhnlichen Alltagsleben getrennt, sondern ein Teil davon. Tadao Sensei möchte anderen auf ihrer Reise helfen, wohin sie auch führt, denn er möchte ihnen die Freiheit geben, ihren Weg selbst zu finden.

Um ehrlich zu sein war ich in letzter Zeit oft frustriert, wenn ich Diskussionen zugehört oder lange Debatten im Internet gelesen habe über die wahre Reiki-Geschichte oder welche Art von Reiki „richtig" sei. Damit möchte ich nicht die daran beteiligten Leute gering schätzen. Meiner Meinung nach ist es im Leben nur so, dass es für alles viele Wege gibt und wir frei sind, den zu wählen, der sich für uns richtig anfühlt. Und ich bin Usui Sensei und Hayashi Sensei zwar zutiefst dankbar, doch für mich sind die feinen Einzelheiten der Geschichte nicht so wichtig wie der Lernprozess, wie ich mich selbst und andere behandeln kann und dabei entdecke, wer ich gerade bin und was ich als Nächstes sein möchte.

Ich habe mich in den letzten Jahren sehr tiefgreifend verändert, seit ich in Japan lebe und arbeite. Meine Familie und meine Freunde sagen das jedes Mal, wenn ich zu Besuch nach England fahre. Ich fühle mich jetzt auch ganz anders und mein ganzer Blick aufs Leben hat sich gewandelt. Endlich habe ich das Gefühl, mich auf dem Weg zu befinden, um an einem Ort und jemand zu sein, der ich gerne sein möchte. Ich habe erkannt, dass die vielen Dinge, die in unserer heutigen Welt nicht funktionieren, verändert werden können, wenn wir nur anfangen, uns selbst zu verändern. Es gibt viele Wege, um das zu tun. Reiki ist einer davon. Es hat mir geholfen, diesen Teil meiner Reise zu beginnen, und ist für mich von unschätzbarem Wert. Ich habe erkannt, dass die einfachsten Dinge die kraftvollsten sind. Und nachdem ich so viele meiner Gefühle über meine turbulente Vergangenheit und die Leiden und Gewohnheiten, die sie in mir hinterlassen hat, geheilt habe, fühle ich mich nun frei, um anderen dabei zu helfen, sich selbst zu helfen. Ich bin so froh, dass ich auf mein Gefühl gehört habe, als ich vor drei Jahren nervös die Wohnung im 7. Stock betrat. Und ich bin auch froh, dass das aktuelle Seminarhaus nur im zweiten Stock liegt!

Amanda Jayne

Fall 6

Eine neue Flamme

Jikiden Reiki Shihan-kaku
Silke Kleemann (Köln, Deutschland)

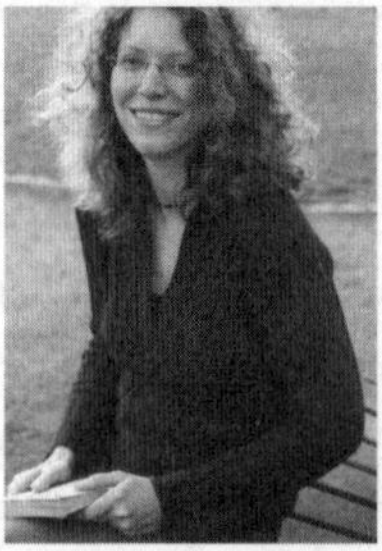

Mein erster Kontakt mit Jikiden Reiki war durch Frank Arjava Petter, der diese Linie von Chiyoko Sensei und Tadao Sensei gelernt hatte. Er sprach mit großem Respekt von seinen Besuchen in Kyoto, und ich konnte fühlen, dass seine verblüffende Klarheit und Einfachheit bei der Arbeit mit Reiki etwas mit dieser Art der Reiki-Praxis und des Verständnisses zu tun hatte. Ich hatte bei Arjava schon eine Meisterausbildung gemacht, doch als er mir im Sommer 2004 sagte, Tadao Sensei würde bei ihm zuhause in Düsseldorf ein Seminar geben, zögerte ich keine Sekunde: Ich wollte selbst mit diesem Mann in Berührung kommen, der auf eine lebenslange Reiki-Erfahrung zurückblicken konnte, der buchstäblich mit Reiki aufgezogen worden war.

Es herrschte erwartungsvolle Spannung: Fast 20 Schüler waren aus ganz Europa angereist, alles erfahrene Reiki-Praktizierende, die selbst unterrichteten. Tadao Sensei sprach Japanisch, seine Assistentin Ikuko übersetzte ins Englische, und dann übersetzte Arjava noch einmal ins Deutsche. So war das Seminar auch linguistisch ein richtiges Abenteuer. Für mich war es faszinierend, wie natürlich Reiki für Tadao war, er hat sein ganzes Leben damit verbracht. In seiner Familie wurden keine allopathischen Medikamente benutzt, nicht einmal Pflaster für die Kinder. Alles wurde mit Reiki behandelt. Andererseits schien er auch überrascht über unsere Überraschung zu sein, einige unserer Fragen von Westlern, die wirklich sehr viel denken, waren für ihn schwer zu verstehen.

Für die Einstimmungen setzen wir uns auf drei Stuhlreihen, die Füße flach auf dem Boden und die Hände in Gassho-Position gefaltet. Jeden Tag bekamen wir nicht nur eine, sondern gleich vier Einstimmungen: eine nach der anderen von Tadao Sensei, Arjava Sensei, Ikuko und Hideko, einer anderen Japanerin, die bereits den Grad eines Shihan-kaku, eines Assistenzlehrers hatte. Während der fünf Seminartage erhielt jeder von uns also 20 Einstimmungen, kein Wunder, dass ich fast das Gefühl hatte, von innen her zu verbrennen! Die Einstimmungen fühlten sich anders an also die im Westlichen Reiki. Irgendwie erdverbundener, eine trockene, schwere Hitze. Besonders im Herzen fühlte ich, wie eine schöne, kraftvolle Flamme entzündet wurde, eine Flamme, die jeden Tag etwas stärker wurde, mit jeder Einstimmung und den Übungen, die wir zur Verfeinerung unserer Wahrnehmungsfähigkeit durchführten.

Eins wurde in dem Kurs ganz klar: Jikiden Reiki wird unterrichtet, um angewendet zu werden. Jeden Tag machten wir zum Abschluss Gruppenbehandlungen, und Tadao Sensei ermunterte uns, so viele Behandlungen wie möglich zu geben. Er und seine verstorbene Mutter haben immer viel mit kranken Menschen gearbeitet und dabei gute Ergebnisse erzielt. Mein erster Kurs mit Tadao motivierte mich, auch verstärkt mit Menschen zu arbeiten, und im Jahr darauf konnte ich beobachten, wie sich meine Reiki-Praxis zu verändern begann. Ich fühlte mich sehr viel sicherer bei der Behandlung körperlicher Beschwerden (während ich für abstraktere, situationsbezogene Probleme immer noch sehr froh bin, die großartigen im Westen entwickelten Reiki-Anwendungen zu kennen). Meine regelmäßigen Reiki-Übungspartner konnten den Unterschied auch spüren. Die Energie ist erdiger, nicht so abgehoben. Selbst für Fern-Reiki benutze ich inzwischen fast immer die etwas andere Technik aus dem Jikiden Reiki, die meiner Erfahrung nach wirksamer ist, zumindest auf der Körperebene.

All das sorgte dafür, dass ich mich sehr auf Tadao Senseis zweiten Besuch in Düsseldorf im Sommer 2005 freute. Ich wollte den Jikiden Reiki 1 und 2 Kurs wiederholen, und ich wollte auch ein Shihan-kaku werden, damit ich selbst diese wunderbaren Einstimmungen geben könnte. Am ersten Tag, im Zug von meinem Wohnort Köln nach Düsseldorf, fühlte ich plötzlich, wie die Flamme in meinem Herzen wieder zu brennen begann. Das ging den ganzen Tag so weiter, während ich Tadao Sensei noch einmal zuhörte, wie er die Geschichte seiner Familie mit Reiki erzählte. Im Lauf des Seminars wurde das Brennen nicht so stark wie im ersten Jahr, aber ich hatte das Gefühl, dass die Reiki-Energie nun auf feineren Ebenen arbeitete. Ich bekam viele wertvolle Einsichten und durfte Tadaos weiterführenden Erklärungen zu den shintoistischen und buddhistischen Hintergründen des Reiki zuhören. Am wichtigsten war, dass ich alles inniger fühlen konnte, es hatte sich gelohnt, die neuen Techniken ein Jahr lang zu praktizieren, bevor ich einen Schritt weiterging. Heute bin ich sehr dankbar, noch immer auf diesem Weg gehen zu dürfen – und besonders dafür, an diesem Buch mitzuarbeiten –, und ich freue mich auf das, was als Nächstes kommt!

Silke Kleemann

„Arigato" von der Übersetzerin

Jikiden Reiki Shihan-kaku
Ikuko Hirota (Hyogo, Japan)

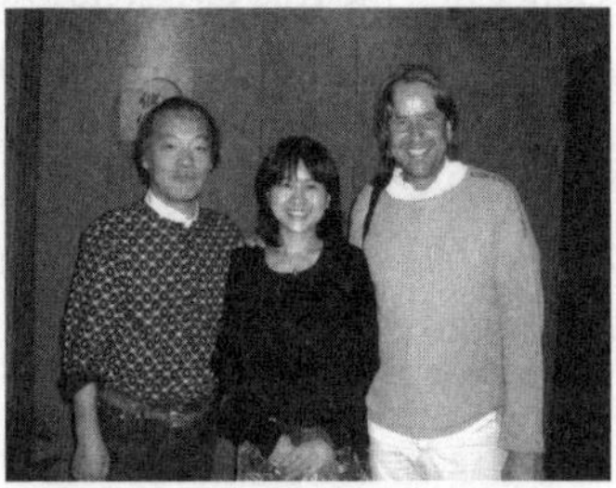

Ikuko mit Tadao und Arjava

Im Frühling 2002 fragte mich eine Mitarbeiterin an meinem alten Arbeitsplatz – und auch eine sehr gute Freundin, Amanda Jayne aus England –, ob ich schon einmal von Reiki gehört hätte. Ich kann mich noch genau an die Szene erinnern. Wir standen in unserem Büro am Fotokopierer. Sie sagte mir, das sei japanisch. Ja, es klang japanisch, aber ich hatte das Wort noch nie gehört und mein erster Eindruck, als ich „Reiki" hörte, war nicht gerade positiv. Im Geiste fragte ich mich „Von was für einer abgedrehten, sektenartigen Sache spricht sie da wohl?" (Das ist, was die meisten heutigen Japaner denken würden.) Als sie meine Reaktion sah, brach Amanda das Gespräch lieber ab.

Doch zwei Monate später, als ich bei der Arbeit furchtbare Kopfschmerzen bekam, ergriff sie diese Chance, das Reiki auszuprobieren, das sie irgendwo gelernt hatte. Obwohl das, was sie mir erzählt hatte, mich nicht überzeugt hatte, ließ ich sie machen (mir ging es sowieso zu schlecht, um Nein zu sagen). Zu meiner Verwunderung fühlte ich mich entspannt, nachdem sie ihre Hände auf meine Stirn gelegt hatte, und nach wenigen Minuten schlief ich auf dem Stuhl ein. Die Kopfschmerzen ließen dann nach. Diese zehn Minuten waren genug, um mich zu überzeugen, und noch am selben Abend begann ich im Internet Informationen über Reiki zu suchen.

Ich war erstaunt, wie viele Schulen dort aufgelistet waren, wo man Reiki lernen konnte. Auf dieser Liste stand auch der Link zur Webseite von Jikiden Reiki. Ich hatte keine Ahnung, welche Schule die richtige für mich wäre, und benutzte meine Intuition. Das Wort „Jikiden", das grob übersetzt „ursprüngliche Lehre" bedeutet, zog mich an (wie einfach ich gestrickt bin!). Ich mochte auch die Webseite, die damals ziemlich schlicht gestaltet war, nicht so ausgefeilt wie heute, sie war sehr bodenständig. Ich beschloss, den Kurs im nächsten Monat zu machen, im August 2002. Amanda war sehr aufgeregt (fast aufgeregter und neugieriger als ich selbst), als sie hörte, dass ich das Seminar machen wollte. Sie interessierte sich auch dafür, Reiki von den Yamaguchis zu lernen, und würde das nächste Seminar für Nicht-Japaner im Oktober besuchen.

Danach begannen wir Tadao Yamaguchi Sensei mit der Übersetzung seiner E-Mails aus dem Ausland zu helfen, und dolmetschten bei den Seminaren für Nicht-Japaner. Wir durften auch bei der Übersetzung einiger Teile aus Tadao Senseis erstem Buch helfen, das er zusammen mit Frank Arjava Petter Sensei schrieb – „Die Reiki-Techniken des Dr. Hayashi" (2003). Anfangs war ich ein bisschen überwältigt von diesen Möglichkeiten, die sich mir so schnell hintereinander eröffneten. Ursprünglich hatte ich Reiki nur aus dem einfachen Grund anfangen wollen, um mir selbst und den Menschen in meinem Umfeld helfen zu können. Seither habe ich jedoch dank Reiki viele wundervolle Freunde in der ganzen Welt kennen gelernt. Bei jedem Seminar lerne ich von den Seminarteilnehmern viel Wertvolles. Selbst wenn ich vor dem Seminar ziemlich nervös bin, weil ich dolmetschen muss, entspanne ich mich, wenn ich das freundliche Lächeln der Teilnehmer sehe. Wenn ich darum kämpfe, das passende Wort für etwas zu finden, was Tadao Sensei gesagt hat, versuchen sie mir immer dabei zu helfen. Dieser Austausch sorgt für eine warme Atmosphäre im Raum und ich kann fühlen, dass ich nicht allein bin bei dem, was ich tue. Diese Momente genieße ich sehr, auch wenn ich manchmal etwas frustriert bin, weil es so schwierig ist, einige japanische Besonderheiten zu erklären, die nicht in Worte gefasst werden können, und deshalb kann ich sie den ausländischen Schülern nicht explizit erklären. Dennoch ist mir aufgefallen, dass es nicht gar so wichtig ist, in den Seminaren jedes einzelne

Wort zu übersetzen, weil wir uns gegenseitig mit dem Herzen verstehen. Die Teilnehmer verstehen das Wichtigste sowieso ohne Worte. Und was sie nur schwerer verstehen, ist für ihre Reiki-Praxis vielleicht nicht so wesentlich. Reiki ist universal, und wie Tadao Sensei sagt, es ist nichts, was in den Seminaren „gegeben" wird, es ist schon in uns. Und so verstehen wir es, egal welche Sprache wir sprechen. Das wird mir immer klarer.

Dann habe ich die Chance bekommen, dieses Buch aus dem Japanischen ins Englische zu übersetzen. Zuerst dachte ich, das läge jenseits meiner Fähigkeiten. Doch dann beschloss ich, nicht mehr so viel mit dem Kopf zu denken und den Gokai (Lebensregeln) auf meine Art zu folgen. Ich übersetzte pro Tag eine Seite und gab von Januar 2005 an „nur für heute" mein Bestes. Obwohl ich die Übersetzung im Frühsommer weitgehend abgeschlossen hatte, war ich mir immer noch unsicher, ob dieses Buch wirklich zustande kommen würde. Ende Juni begleitete ich Tadao Sensei zu seinem Seminar in Düsseldorf. Arjava Sensei schlug uns Silke Kleemann als Lektorin für das Buch vor. Sie nahm an dem Seminar teil, um Shihan-kaku zu werden. Silke ist eine wunderbare Lektorin, der auch Arjava Sensei für seine Bücher vertraut. Ich war verblüfft, mit eigenen Augen zu sehen, wie das Universum funktioniert. Später brachte Silke sehr gute Ideen und Vorschläge ein. In wundervoller Zusammenarbeit wurde das Buch Wirklichkeit – Tadao Sensei, Arjava Sensei, Silke, Monika Jünemann vom Windpferd Verlag, meine Freundin Amanda, Tadao Senseis Sekretärin Hideko, die Jikiden Reiki-Schüler, die ihre Berichte aktualisierten und all die anderen guten Reiki-Freunde auf der ganzen Welt, die mir Mut machten mit ihrer freudigen Erwartung auf dieses Buch (und Sie als Leser).

Zusätzlich zum Text des japanischen Originals, das 2003 veröffentlich wurde, haben wir ein neues Kapitel geschrieben, um eine Einführung in die spirituelle Kultur Japans zu geben. Es war Silkes Vorschlag, dass wir dies für die nicht-japanischen Leser schreiben sollten, und für mich war es der spannendste Teil der Arbeit. Bei der Arbeit daran wurde mir eines klar – wir Japaner wissen nicht viel über unsere eigene Kultur, und in Wahrheit sind wir es, die sie zuerst schätzen lernen müssen. Ich muss zugeben, dass ich keine Ausnahme war. Da ich in einer Großstadt im bereits modernisierten Japan aufgewachsen bin und zu der Generation gehöre, die in ihrer Jugend die wirtschaftliche Blüte der 1980er und 90er Jahre miterlebt hat, habe ich das Gefühl, nur das materialistische Gesicht meines Landes zu kennen. Mit zwanzig und auch noch mit Anfang dreißig interessierte ich mich mehr für andere Kulturen als für die japanische, die ich für wenig gehaltvoll hielt. Als ich dann durch Reiki die spirituelle Seite meiner eigenen Kultur kennen lernte, war ich völlig begeistert. In Japan (und sicherlich überall auf der Welt) wurde das Unsichtbare früher stärker respektiert. In der Zeit meiner Großeltern war das noch so. In den letzten fünfzig Jahren hat Japan sich sehr stark verändert und die Menschen scheinen vergessen zu haben, wie es früher war.

Jedenfalls habe ich begriffen, dass es nirgendwo auf der Welt gehaltlose Kulturen gibt. Andere Kulturen kennen zu lernen, hilft uns, unsere eigene Kultur zu verstehen. Dann können wir anderen sagen, dass wir Dinge anders sehen oder anders an sie herangehen, und so können wir einander besser akzeptieren. Durch das Gespräch mit den wundervollen Menschen, die ich in den letzten Jahren getroffen habe, habe ich mehr und mehr gelernt, dass wir tief in unserem Inneren nicht so verschieden sind, selbst wenn wir äußerlich recht verschieden sein mögen. Unterschiede sind gut, denn sie helfen uns zu erkennen, dass unser Weg nicht der einzige ist. Wenn wir das einmal verstanden haben, können wir die Dinge aus verschiedenen Blickwinkeln betrachten, und das ist eine große Befreiung von den fixen Ideen, in denen wir sonst oft feststecken.

So durfte ich in den letzten Jahren entdecken, aus welchem Grund ich Englisch und Übersetzung gelernt habe, als ich jünger war. Vielleicht wusste mein Unterbewusstsein, dass ich diese unglaubliche Chance bekommen würde. Ich hatte so viel Freude an dieser Übersetzungsarbeit, dass ich dabei völlig die Zeit vergaß. Ich bin dabei überhaupt nicht müde geworden, obwohl es im letzten Jahr meine ganze Freizeit aufgefressen hat.

Ich möchte allen alten Senseis meinen tiefen Respekt ausdrücken für das wundervolle Erbe, das sie uns hinterlassen haben. Und ich möchte auch Tadao Yamaguchi Sensei meinen Dank aussprechen, der freundlich auf mich vertraut hat und mir die Chance gegeben hat, dieses Buch zu übersetzen. Wenn seine Worte an irgendeiner Stelle nicht gut erklärt sind, dann liegt das an meiner Übersetzung und nicht an seinem Originaltext. Und zuletzt möche ich IHNEN danke, die Sie dieses Buch lesen. Ohne Sie ist dieses Werk nicht vollendet.

Vielen herzlichen Dank!

Ikuko Hirota

Schlusswort

Ich hoffe, ich konnte meine Motivation zur Verbreitung von Reiki erklären und dazu beitragen, dass Sie Reiki besser verstehen. Mir wird immer klarer, wie glücklich ich mich schätzen kann, dass ich in jeder Situation meines Lebens auf die Hilfe von Reiki zählen konnte. Reiki ist für mich immer die natürlichste Sache der Welt gewesen, und ich habe keinen Zweifel an seiner Wirksamkeit. Ich wollte diese wundervolle Heilkunst immer so vielen Menschen wie möglich zugänglich machen. Das war meine ehrliche Hoffnung, aber ich musste oft auch kämpfen, damit meine Mitmenschen etwas so „Neuartiges" akzeptieren.

Zunächst wird Reiki oft als etwas Mysteriöses oder Religiöses angesehen. Dieses Image geht dem wirklichen praktischen Wert voraus. Wie ich in diesem Buch an vielen Stellen beschrieben habe, hat Reiki mir mein ganzes Leben hindurch geholfen. Dank Reiki bin ich aufgewachsen, ohne irgendwelche Medikamente einnehmen zu müssen. Heute hingegen hängen die Menschen selbst für kleinste Symptome stark von Medikamenten ab. Wenn sie sich erkälten, gehen sie zum Arzt und nehmen Medizin, ohne das zu hinterfragen, und wenn sie sich verletzen, benutzen sie ganz selbstverständlich Salben. Sie sind fest davon überzeugt, dass nur Medikamente Krankheiten heilen können. Um diesen tief eingepflanzten Glauben zu verändern, kann man nur möglichst vielen Menschen eigene Reiki-Erfahrungen verschaffen. Ich und meine Kinder sind mit der Hilfe des Reiki meiner Mutter aufgewachsen, deshalb kennen wir die Großartigkeit dieser Heilkunst aus eigener Erfahrung.

Über die Jahre hatte ich zunehmend das Gefühl, ich müsse etwas für Reiki tun, da es sonst vom Aussterben bedroht sein würde, wie eine geheime Kunst, die nur innerhalb meiner Familie existierte. Meine Mutter war schon ziemlich betagt und ich wusste, dass sie uns eines Tages verlassen würde. Und auch ich wurde nicht jünger. Ich weiß nicht, ob meine Kinder dem Reiki-Weg folgen werden, denn sie sind frei, ihren eigenen Beruf zu wählen. Doch unabhängig davon, ob sie unsere Arbeit fortführen wollen – mir ist es wichtig, auch für sie eine

Grundlage zu bilden. Außerdem sehe ich es als meine Aufgabe an, Reiki so weiterzugeben, wie meine Mutter es direkt von Hayashi Sensei lernte. Nicht nur als Entspannungstechnik, sondern als großartige Ergänzung zur Schulmedizin und für den Hausgebrauch.

Ich war etwa Mitte dreißig, als ich meine Vision eines Lebens ohne Abhängigkeit von Medikamenten zum ersten Mal mit anderen teilte. Das war auf einem Treffen der religiösen Gruppe, der ich beitrat (s. Kapitel 2). Dort traf ich einige junge Leute meiner Generation. Wir jüngeren fragten die älteren Mitglieder um Rat, wie wir unseren Lehrern und Freunden in der Schule erklären sollten, warum wir keine Medikamente nahmen. Einer erzählte, auf einem Schulausflug sei ihm im Bus schlecht geworden und der Lehrer habe ihm eine Pille gegen Reiseübelkeit geben wollen. Er konnte nicht erklären, warum er sie nicht nehmen wollte. Für mich war es sehr aufregend, jemanden zu treffen, der die gleichen Erfahrungen wie ich gemacht hatte. Ich war so glücklich, dass ich mich noch heute an dieses aufgeregte Gefühl erinnere, Menschen kennen zu lernen, mit denen ich meine Vision teilen kann.

Danach beschäftigte ich mich mit vielen weiteren wichtigen Themen wie den schädlichen Nebenwirkungen von Medikamenten, generellen Umweltfragen und organischer Landwirtschaft ohne chemische Düngemittel. In jener Zeit stieß ich auf das Buch „Der stille Frühling" von Rachel Carson, das mich sehr beeindruckte und mein Leben veränderte. Die Grundlage für meine heutigen Aktivitäten stammt zum einen aus den Erfahrungen meiner Kindheit und Jugend. Ich wuchs in einer Familie mit Reiki auf und sah, wie meine Mutter es benutzte, um andere zu heilen. Und zum anderen von den wichtigen Dingen, die ich im Rahmen meiner Aktivitäten als Mitglied religiöser Gruppen lernte.

Dieses neue Jahrtausend ist die Zeit der Menschlichkeit. Die Menschen sind ihres modernen hektischen Lebensstils müde und brauchen Heilung. In diesem Trend wird Reiki mehr und mehr akzeptiert.

Reiki darf auch als ein Weg zur Entspannung angesehen werden. Das ist völlig in Ordnung, aber ich werde weiter mein Ziel verfolgen, damit Reiki in medizinischen Situationen als großartige alternative Heilmethode eingesetzt wird. Ich werde mich anstrengen, einen bescheidenen Beitrag dazu zu leisten, dass die Welt ein besserer Platz zum Leben wird.

Nicht zuletzt möchte ich all denen meinen Dank aussprechen, die mir geholfen haben, dieses Buch zu schreiben. Vielen herzlichen Dank.

Tadao Yamaguchi

Über den Autor und Kontaktinformation

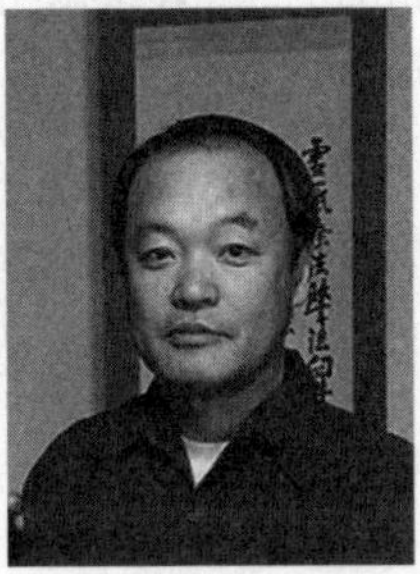

Tadao Yamaguchi, geboren 1952 in Kyoto als Sohn von Chiyoko Yamaguchi, direkte Schülerin von Dr. Chujiro Hayashi. Lebt in Japan und unterrichtet weltweit Reiki. Er veröffentlichte gemeinsam mit Frank Arjava Petter „Die Reiki-Techniken des Dr. Hayashi".

Jikiden Reiki Kenkyukai Office
c/o Shinyu-do
Aburanokoji Nishiiru AyanoKoji-dori
Shimogyo-ku Kyoto, Japan 600 – 8478
Fax: 075 343 0064

Jikiden Healing Center Kyoto (Seminar Room)
Hills Building 2F
405-1 Senbon-dori Imadegawa-dori Sagaru
Kamigyo-ku Kyoto, Japan 602-8464

Jikiden Healing Center Kobe (Seminar Room)
Ikkanro Building 502
2-18-10 Asahi-dori Chuo-ku
Kobe, Hyogo, Japan 651-0096

Jikiden Healing Center Tokyo (Seminar Room)
8-3-5 Haramachida Machida
Tokyo, Japan 194-0013

http://www.jikidenreiki.co.uk (Englisch)
E-Mail: jikidenreiki@hotmail.com (Englisch)
http://www.jikiden-reiki.com (Japanisch)
E-Mail: office@jikiden-reiki.com (Japanisch)

Es gibt auch in anderen Ländern Jikiden Reiki-Lehrer, wir helfen Ihnen gerne dabei, einen autorisierten Lehrer in Ihrer Nähe zu finden.

Anmerkungen

1 Sensei heißt „ehrwürdiger Lehrer".

2 Zur Erklärung der japanischen Schriftarten s. Kapitel 4.

3 *Reiki Ryoho no Shiori* oder Reiki Behandlungsrichtlinien – ein Anleitungshandbuch, das von der Usui Reiki Ryoho Gakkai veröffentlicht wurde. Wenn Sie sich für dieses Buch interessieren, die Übersetzung ist unter dem Titel „Original Reiki-Handbuch des Dr. Mikao Usui" (Usui/Petter) erhältlich.

4 *Shoden:* erste Lerneinheit, entspricht in etwa dem 1. Grad im Westlichen Reiki; *Okuden:* weiterführende Lerneinheit, entspricht in etwa dem 2. Grad im Westlichen Reiki. Mehr dazu in Kapitel 6.

5 *Kabuki* ist traditionelles japanisches Theater, und jeder Japaner ihrer Generation kannte diese Schauspieler.

6 In Japan war es Brauch, vor allem in wohlhabenden Familien, der Braut Schränke mit kostbaren neuen Kimonos etc. mit in die Ehe zu geben.

7 Militärischer Anführer aus der Kaste der Samurai.

8 **Chiba Tsunetane** (1118 bis 1201): ein ruhmreicher Samuraikrieger des 12. Jahrhunderts in Chiba (in der Nähe von Tokyo). Er ist in der japanischen Geschichte sehr bekannt. Seine Nachfahren erhielten oft einen Namen mit dem Bestandteil „tane" aus seinem Namen. Usui Senseis Vater hieß „**Tane-ji**".

9 **An-Ji-Ryu-Mei:** ein Zustand vollständigen Geistesfriedens – keine Furcht, keine Sorge, von nichts gestört. Dieses Konzept hat seinen Ursprung im Konfuzianismus und breitete sich später als Grundprinzip des *Zen*-Buddhismus aus.

10 Damals wurden sie *Shihans* genannt. Die 20 Shihans auf dem Photo erhielten jedoch auch die Erlaubnis, selbst andere Shihans auszubilden (im Gegensatz zu den Shihans heute, die nur *Shoden* und *Okuden* unterrichten dürfen). Damals wurde für beide Lehrerarten dasselbe Wort benutzt. Im japanischen Verständnis sind solche Begriffe normalerweise relativ offen, weil wir mehr auf der Vertrauensebene handeln. Für Westler mag das frustrierend sein, aber in Schriftform ist es schwer anders zu erklären. Spätere Generationen gaben dieser Stufe einen neuen Namen, um sie von

den normalen Shihans zu unterscheiden – „Dai-Shihan", was soviel heißt wie „Großer Lehrer".

[11] Der ganze Artikel ist nachzulesen in: Petter, Yamaguchi, Hayashi, „Die Reiki-Techniken des Dr. Hayashi", S. 31ff

[12] *Waka* ist der allgemeine Begriff für eine klassische japanische Versform, die aus 5-7-5-7-7 Silben besteht.

[13] Die Waka-Gedichte wurden zunächst von Ikuko Hirota aus dem Japanischen ins Englische übersetzt und dann ins Deutsche.

[14] *Seiheki* heißt übersetzt „Gewohnheit", „Neigung" oder „natürliche Veranlagung".

[15] Wenn Sie die *Gokai* gerne auf Japanisch lernen wollen, finden Sie sie auf der CD „Reiki – Space of peace and love" von Merlin's Magic, Windpferd Verlag.

[16] **Tokugawa Shogunat**: begründet von Ieyasu Tokugawa, der die Macht von Hideyoshi Toyotomi übernahm (Toyotomi hatte Mitte des 16. Jahrhunderts die Einheit Japans erreicht). Ieyasu Tokugawa verlegte die Verwaltung nach Edo (heute Tokyo) und nahm den alten Titel eines *Shogun* an (militärischer Führer). Das Tokugawa Shogunat begann 1603 und die Dynastie behielt die Macht für die nächsten 250 Jahre bis in die Mitte des 19. Jahrhunderts.

[17] Die **Meiji-Restauration** war der Rückgewinn kaiserlicher Hoheitsrechte im späten 19. Jahrhundert, was den Feudalismus und das Shogunat-System beendete. Damit begann die Modernisierung und Industrialisierung Japans.

[18] Die genaue Abfolge mit Fotos ist in „Die Reiki-Techniken des Dr. Hayashi" abgedruckt, S. 55ff.

[19] Therapeuten, die mit einem System arbeiten, das auf der Manipulation von Knochen und Muskeln basiert, sie benutzen auch andere Techniken aus der östlichen Medizin.

[20] Im März 2004 hat sich die legale Situation in Deutschland zum Vorteil der Reiki-Praktizierenden verändert, für mehr Info: www.dgh-ev.de/musterprozess.html

[21] Früher hatten die Leute kein eigenes Bad zu Hause. Sie gingen mit der ganzen Familie in öffentliche Badehäuser. Diese Tradition lebt noch immer fort. Badekunst ist eine der am häufigsten gebrauchten Entspannungsmethoden im heutigen Japan.

22 Hayashi Sensei sagte, selbst Reiki könne nicht helfen in Fällen von Tuberkulose, Syphilis und Hansen-Krankheit (Lepra) im Endstadium.

23 In der Zeit von Hayashi Sensei wurden die Bezeichnungen *Shoden* und *Okuden* gegen andere, modernere japanische Namen ausgetauscht. *Shoden* wurde zu *Zenki,* und *Okuden* zu *Kouki.* Ursprünglich waren „Zenki" (erster Teil) und „Kouki" (weiterführender Teil) die Bezeichnungen der Usui Reiki Ryoho Gakkai für die beiden Abschnitte des *Okuden*-Kurses. Hayashi Sensei unterrichtete in Tokyo und Osaka nach dem System der Gakkai und gab *Shoden* und *Okuden* getrennt. Wenn er sich jedoch auf Reisen begab und beispielsweise in Ishikawa unterrichtete, gab er nur *Okuden*-Kurse. Der Unterrichtsstoff beinhaltete jedoch auch *Shoden,* der Seminarinhalt änderte sich also nicht, sondern nur der Name. Im Jikiden Reiki orientiere ich mich daran, wie Hayashi Sensei in Ishikawa unterrichtete. Ich benutze die Bezeichnungen *Zenki* oder *Shoden* und *Kouki* oder *Okuden,* um die beiden Kursstufen zu unterscheiden. *Shoden* und *Okuden* klingen sehr viel traditionsreicher.

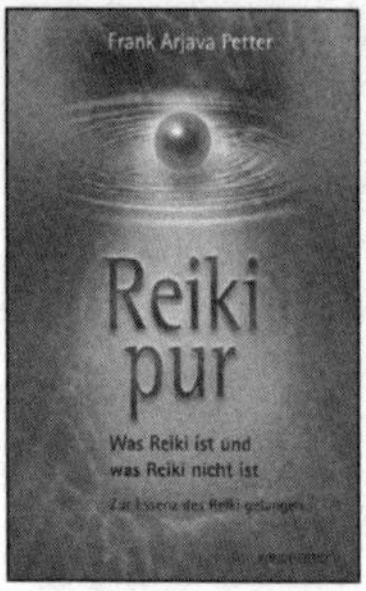

Frank Arjava Petter

Reiki pur

Klärendes und Inspirierendes aus der Welt des Reiki

Frank Arjava Petter öffnet uns den Blick in seine Reiki-Schatztruhe und teilt mit uns die Erfahrungen und Techniken, die seine Seminare zu einem Erlebnis machen. Aus der Reinheit des Herzens heraus geschrieben, rückt dieses Buch vieles an seinen Platz und beantwortet häufig gestellte Fragen.
Wie öffne ich mich und schaffe Platz in mir für die Reiki-Energie? Was heißt eigentlich Energiearbeit? Wie gehe ich mit Krisen um? Inklusive vieler hilfreicher Tipps für das Unterrichten von Reiki und Anregungen, welche Kenntnisse in den verschiedenen Graden vermittelt werden sollten.
Praktisch, pragmatisch, humor- und liebevoll – ein wunderbarer Begleiter, um mit Reiki im Hier und Jetzt zu sein!

176 Seiten · ISBN 3-89385-497-5
www.windpferd.de

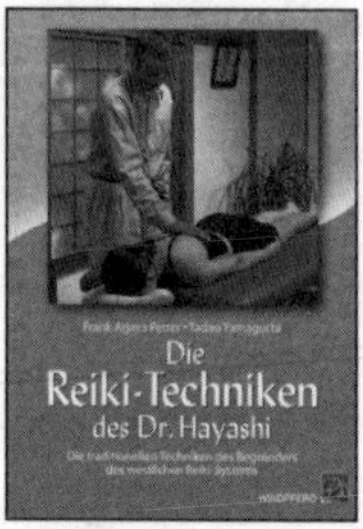

Frank Arjava Petter · Tadao Yamaguchi · Chujiro Hayashi

Die Reiki-Techniken des Dr. Hayashi

Die traditionellen Techniken des Begründers des westlichen Reiki-Systems

Dr. Hayashi ist der bekannteste Schüler des Reiki-Urvaters Dr. Mikao Usui. Hayashi prägte seinen eigenen Reiki-Stil und wurde zudem Begründer des westlichen Reiki-Systems.
Dieses Buch bietet uns vieles: Die Geschichte des Dr. Hayashi, neu recherchiert und mit bislang unveröffentlichten Archiv-Fotos illustriert, und alle Hauptübungen des Hayashi-Reiki-Systems.
Stimmungsvolle farbige Fotografien zeigen den Ablauf der wichtigsten Behandlungstechniken. Mit diesem Buch ist erneut eine Quelle der Überlieferung geöffnet: eine wahre Schatzkiste für die Handhabung spiritueller Lebensenergie.

116 Seiten · ISBN 3-89385-408-8
www.windpferd.de